［選択的PPARαモジュレーター］

SPPARMαへの期待

新しい**脂質改善薬**の位置付けと役割

編集 山下静也

フジメディカル出版

序

　1990年代後半にPPARαの構造や機能が解明され，フィブラート系薬の作用標的がPPARαの活性化であることが明らかになったが，PPARαへの選択性は低く，肝機能・腎機能検査の悪化等の好ましくない作用も有することが臨床上の問題であった。そのため，フィブラート系薬の大規模臨床試験では心血管イベントを有意に抑制することができず，フィブラート系薬自体の存在意義が問われてきた。かかる背景から，選択的PPARαモジュレーター（SPPARMα）の概念が提唱され，その概念に基づいて有効性と安全性のバランスに優れたペマフィブラートが開発され，世界初のSPPARMαとして2018年6月にパルモディア®錠が日本で上市された。

　わが国で行われた臨床試験では，優れたTG低下作用，HDL-C上昇作用が確認された。また，ペマフィブラート投与後のHDLによるコレステロール引き抜き促進，食後高脂血症改善，FGF21増加，高感度CRP低下，フィブリノーゲン低下などの抗動脈硬化作用も確認された。安全性の面でもフィブラート系薬にみられた有害事象が少なく，スタチンとの併用時の相互作用も少なく，高い忍容性が確認された。さらに，腎排泄型が多い従来のフィブラート系薬に対し，ペマフィブラートは胆汁排泄型であり，腎機能低下例でも血中濃度が上昇せず，安全に使用できる可能性も立証されている。

　ペマフィブラートは新たな治療選択肢として脂質異常症治療に貢献するのみならず，NAFLDやNASH，PBC，糖尿病性細小血管合併症などに対しても効果が期待される。また，ペマフィブラートを用いた大規模臨床試験であるPROMINENT試験が現在世界規模で進行中である。

　本書では，ペマフィブラートの開発の経緯と薬物学的・臨床的な特徴を第一線の専門家の先生方にご執筆いただいた。わが国ではペマフィブラート市販後1年が経ち，長期処方も2019年6月に解禁された。この機会に本書を読んでいただき，読者にSPPARMαの概念，有効性とフィブラート系薬との違いについての知識が深まれば，編者として望外の喜びである。

2019年6月

山下 静也

執筆者一覧

●編集

山下静也　りんくう総合医療センター副理事長・病院長
　　　　　大阪大学産業科学研究所招へい教授

●執筆者（執筆順）

山下静也　りんくう総合医療センター副理事長・病院長
　　　　　大阪大学産業科学研究所招へい教授

児玉龍彦　東京大学先端科学技術研究センター　がん・代謝プロジェクトリーダー

佐々木裕輔　東京大学先端科学技術研究センター　システム生物医学ラボラトリー

田中十志也　東京大学先端科学技術研究センター　システム生物医学ラボラトリー特任教授

中川 嘉　筑波大学 国際統合睡眠医科学研究機構准教授

島野 仁　筑波大学 医学医療系 内分泌代謝・糖尿病内科教授／
　　　　　国際統合睡眠医科学研究機構

石橋 俊　自治医科大学内科学講座 内分泌代謝学部門教授

平野 勉　海老名総合病院 糖尿病センター長

杜 隆嗣　神戸大学大学院医学研究科 立証検査医学分野特命准教授

平田健一　神戸大学大学院医学研究科 循環器内科学分野教授

荒井秀典　国立長寿医療研究センター理事長

木下 誠　東レ医務室

戸田洋伸　岡山大学病院 循環器内科

伊藤 浩　岡山大学大学院医歯薬学総合研究科 生体制御学講座（循環器内科学）教授

栄田敏之　京都薬科大学 薬物動態学分野教授

執筆者一覧

井口登與志	福岡市健康づくりサポートセンター長
中島 淳	横浜市立大学 肝胆膵消化器病学教室主任教授
本多 靖	横浜市立大学 肝胆膵消化器病学教室
米田正人	横浜市立大学 肝胆膵消化器病学教室講師
島袋充生	福島県立医科大学医学部 糖尿病内分泌代謝内科学講座教授
荒木栄一	熊本大学大学院 代謝内科学講座教授
瀬ノ口隆文	熊本大学大学院 代謝内科学講座
古川 昇	熊本大学大学院 臨床医学教育研究センター准教授
千葉優子	東京都健康長寿医療センター 糖尿病・代謝・内分泌内科専門部長
寺本民生	帝京大学臨床研究センター長
横手幸太郎	千葉大学大学院医学研究院 内分泌代謝・血液・老年内科学教授
久保田康彦	大阪がん循環器病予防センター医長
磯 博康	大阪大学大学院医学系研究科 公衆衛生学教授
増田大作	りんくう総合医療センター りんくうウェルネスケア研究センターセンター長／健康管理センター副センター長／循環器内科部長
多田隼人	金沢大学附属病院 循環器内科
岩田 洋	順天堂大学大学院医学研究科 循環器内科学准教授
大野晴也	広島大学大学院医系科学研究科 分子内科学

目 次

序 ……………………………………………………………………………………… 3

執筆者一覧 ……………………………………………………………………… 4

カラー図譜 ……………………………………………………………………… 9

イントロダクション ……………………………………………… 山下静也 16

1 SPPARMαとは？

1）パルモディア®はいかに開発されたか：
PPAR薬の革新への2つのイノベーション ………………… 児玉龍彦 31

2）遺伝子発現解析からみた有用性 …………… 佐々木裕輔，田中十志也 42

3）作用メカニズム ―構造の特徴から作用特性まで
………………………………………………………… 中川　嘉，島野　仁 51

4）世界におけるSPPARMα開発の最先端 ……………………… 石橋　俊 61

2 SPPARMαの臨床

1）高TG血症に対して（高レムナント血症，small dense LDLも含めて）
………………………………………………………………………… 平野　勉 65

2）低HDL-C血症に対して …………………………… 杜　隆嗣，平田健一 76

3）スタチンとの併用 ………………………………………………… 荒井秀典 86

4）動脈硬化性疾患予防におけるポジショニング ……………… 木下　誠 91

3 SPPARMαの安全性

1）副作用 …………………………………………… 戸田洋伸，伊藤　浩 102

2）薬物動態と薬物相互作用 ……………………………………… 栄田敏之 111

4 SPPARMαの幅広い使い方

1) 腎機能低下例 ……………………………………… 井口登與志　119

2) NASH ……………………………… 中島　淳, 本多　靖, 米田正人　128

3) 肥満・メタボリックシンドローム ……………………………… 島袋充生　138

4) 2型糖尿病合併例 ……………… 荒木栄一, 瀬ノ口隆文, 古川　昇　148

5) 高齢者 …………………………………………… 千葉優子　156

5 SPPARMαのエビデンス

1) フィブラートのRCTの歴史 ……………………………… 寺本民生　162

2) PROMINENTの意義・概要 ……………………………… 横手幸太郎　171

6 トピックス

topic 1) 冠動脈疾患発症における中性脂肪の関わり

…………………………………… 久保田康彦, 磯　博康　179

topic 2) 食後高中性脂肪血症管理の重要性 ………………… 増田大作　184

topic 3) 遺伝子多型から考えるトリグリセライドリスク ……… 多田隼人　192

topic 4) 血管炎症におけるPPARαの関わり
SPPARMαによる血管慢性炎症抑制のメカニズムと効果への期待

…………………………………………………… 岩田　洋　198

topic 5) 褐色脂肪細胞およびベージュ脂肪細胞の分化・機能制御における
PPARαの関わり

…………………………………………………… 大野晴也　206

7 SPPARMαの展望－まとめに代えて ……………………… 山下静也　215

索引 ………………………………………………………………… 223

カラー図譜
Color Graphic

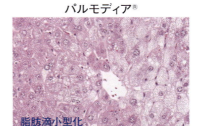
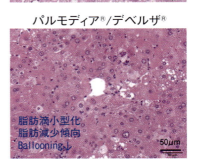

● NASHへのSGLT2阻害薬とSPPARMαの併用効果

(本文 39 頁参照)

カラー図譜

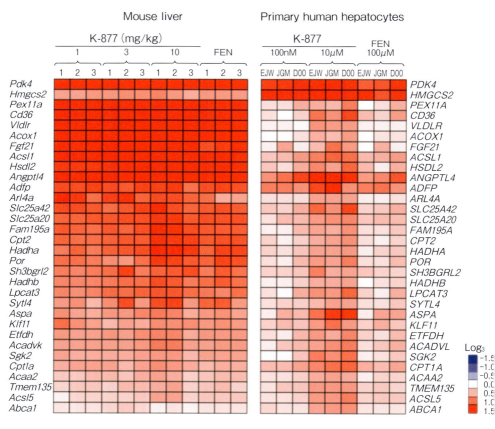

● ペマフィブラート（K-877）およびフェノフィブラート（FEN）により誘導される遺伝子群

（本文44頁参照）

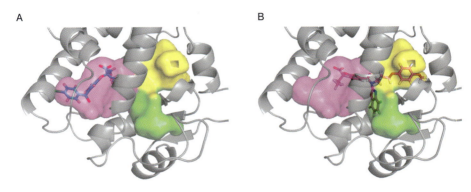

● フィブラートとPPARαの結合モデル
A：フェノフィブラートとPPARα，B：ペマフィブラートとPPARα

（本文56頁参照）

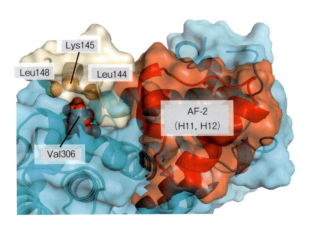

● PPARαのAF-2界面と共役因子の構造モデル
共役因子のLXXLLモチーフとPPARαのAF-2界面との結合に含まれるVal306の結合モデル
（本文58頁参照）

カラー図譜
Color Graphic

酸化ストレス（DHE法）

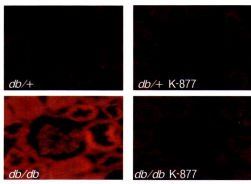

● ペマフィブラートの*db/db*マウス腎に対する酸化ストレス指標改善

（本文123頁参照）

腎組織：PAS染色像

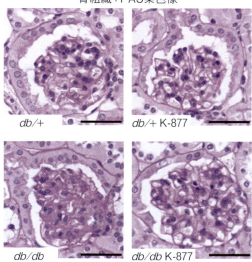

● *db/db*マウス（第24週齢）の腎糸球体組織異常に対するペマフィブラートの改善効果

（本文124頁参照）

カラー図譜

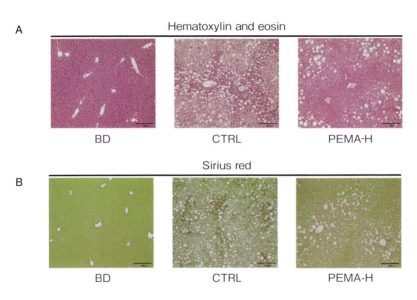

● 動物実験におけるペマフィブラートのNAFLD治療効果

（本文 133 頁参照）

● 脂肪細胞の分類
組織の H&E 染色（マウス）

（本文 207 頁参照）

13

本書をご覧いただくにあたって

＜謹告＞
・本書に記載されている内容は，最新のエビデンスや文献情報に基づき，著者・編者・出版社がそれぞれ慎重な検討・推敲・校正を行い作成されたものです。しかし，治療法や薬剤の適応・用法用量・有害事象情報などは，本書発刊後に変更・追加更新されることもあり，本書の著述内容は読者の個別の医療場面において最善のものであることを保証するものではありません。よって，著述内容の鵜呑みによって生じた不測の事故等に対して，著者，編者，発行者，出版社は，その責を負いかねます。
・また，本書に記載の医薬品や医療機器等の使用に際しては，必ず最新の添付文書や取扱説明書に照らしていただくことを要望します。

＜用語・略語の統一の考え方＞
・本書では原則として，「動脈硬化性疾患予防ガイドライン2017年版」および「動脈硬化性疾患予防のための脂質異常症診療ガイド2018年版」の用語表記に準拠しています。
・一方，用語の表記統一は必須ではなく，各執筆者の考え方を尊重した柔軟な用語表記となっています。従って，一部の用語については表記が異なっている場合があります。

[選択的PPARαモジュレーター]

SPPARMαへの期待

新しい**脂質改善薬**の位置付けと役割

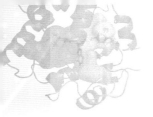

イントロダクション

山下 静也

　フィブラート系薬は脂質異常症，特に高トリグリセライド（TG）血症および低HDLコレステロール（HDL-C）血症に対する治療薬として用いられてきたが，当初からその作用の標的部位は必ずしも明らかではなかった。1990年代後半にperoxisome proliferator-activated receptor（PPAR）αの構造や機能が解明され，フィブラート系薬の作用標的がPPARαの活性化であることが明らかになった。

　しかし，従来のフィブラート系薬はPPARαへの選択性が低く，肝機能検査の悪化や腎機能のマーカーであるクレアチニン上昇等の好ましくない作用も有することが臨床使用上での大きな問題であった。その結果，2型糖尿病患者を対象としたFIELD試験やACCORD-Lipid試験等では，フェノフィブラート（Fenofibrate）投与が心血管（CV）イベントを含む一次エンドポイントを抑制することができず，フィブラート系薬自体の存在意義が問われてきた。

　このような背景から，選択的PPARαモジュレーター（selective PPARα modulator: SPPARMα）の概念が提唱され，その概念に基づいて有効性と安全性のバランスに優れたペマフィブラート（Pemafibrate, K-877, 興和株式会社）が創生された。脂質異常症治療薬のペマフィブラート（商品名パルモディア（PARMODIA）錠）は，世界初のSPPARMαとして2018年6月に日本で上市された。

　本邦で行われたペマフィブラートの臨床試験では，優れたTG低下作用，HDL-C上昇作用が確認され，従来のフィブラート系薬と比較して副作用の頻度も少なく，極めて良好な安全性が確認された。また，ペマフィブラート投与後のHDL機能（cholesterol efflux capacity: CEC）の活性化，食後高脂

血症の改善，fibroblast growth factor 21（FGF21）の増加，高感度CRP（hs-CRP）の低下，フィブリノーゲンの低下などの好ましい作用も確認された。

　安全性の面では，肝機能検査値の上昇や腎機能検査値の悪化という従来のフィブラート系薬にみられた有害事象が少なく，各種スタチンとの併用においても相互作用が極めて少なく，高い忍容性が確認された。さらに，従来のフィブラート系薬の多くが腎排泄型であるのに対し，ペマフィブラートは主として胆汁排泄型であり，腎機能低下例でも血中濃度の増加はなく，安全に使用できる可能性があり，この点も臨床試験で立証された。

　ペマフィブラートは従来のフィブラート系薬とは異なる新しいコンセプトで開発された世界初のSPPARMαであり，既存のフィブラート系薬に比べてベネフィットリスクバランスに優れ，スタチン併用例，腎機能低下例など既存フィブラートが適用しにくかった症例にも適用しやすい薬剤である。ペマフィブラートは新たな治療選択肢として脂質異常症治療に貢献するのみならず，nonalcoholic fatty liver disease（NAFLD）やnonalcoholic steatohepatitis（NASH），primary biliary cholangitis（PBC），糖尿病性細小血管合併症などに対しても応用が期待される。世界的には，ペマフィブラートを用いた大規模臨床試験であるPROMINENT研究が進行中である。本項ではペマフィブラートの開発の経緯と薬物学的・臨床的な特徴について紹介したい。

　なお，日本動脈硬化学会はスタチンとフィブラート系薬・SPPARMαの添付文書に関する要望書を厚生労働省へ提出し，2018年10月にスタチンとフィブラート系薬・SPPARMαの原則併用禁忌が削除された。SPPARMαがスタチンと併用しやすくなることで恩恵を受ける患者も多いと思われる。しかしながら，腎機能が低下した症例での両剤の併用は引き続き慎重に行われるべきである。

世界初のSPPARMαとしてのペマフィブラートの創薬の経緯

　フィブラート系薬の開発は，1950年代に農薬成分より脂質を低下させる物質（フェニルエチル酢酸）が発見されたことに端を発する[1]。その後，クロフィブラート（Clofibrate）に始まり，複数のフィブラート系薬が開発さ

れたが，永らくはその作用機序は不明なままであった。1990年にペルオキシソーム増殖剤応答性受容体（peroxisome proliferator-activated receptor: PPAR）が初めてクローニングされ，PPARの構造が明らかになった[2]。

PPARαはPPARファミリーの中で最初に発見されたサブタイプであり，1990年代後半にはPPARαが脂質代謝の調節に深く関与すること，特に血清TGの低下やHDL-Cの増加に関わる遺伝子の転写に関連することが示され，さらにフィブラート系薬はPPARαに作用して効果を発揮することが解明された[3,4]。しかし，PPARαはその活性化により脂質改善作用を示す反面，肝機能検査値，腎機能検査値の悪化といったoff-target effectも示すため，その制御が難しいと考えられた。

フィブラート系薬を用いた大規模臨床試験はこれまでに多数実施されてきた。ゲムフィブロジル（Gemfibrozil）を用いたHelsinki Heart Study[5]，VA-HIT試験[6]では，一次エンドポイント（CVイベント）の有意な抑制効果が初めて確認されたが，ゲムフィブロジルは一部のスタチンとの薬物相互作用の結果，スタチンとの併用によって高率に横紋筋融解症を引き起こすことが報告された[7]。その後実施されたベザフィブラート（Bezafibrate）のBIP試験[8]，フェノフィブラートのFIELD試験[9]，ACCORD-Lipid試験[10]においては主要エンドポイントを達成することはできず，臨床的有用性を確実に示すことはできなかった。しかしながら，フィブラート系薬のメタ解析[11]では，フィブラートによるCVイベントの抑制効果が証明され，各々の試験においても，特に高TG血症かつ低HDL-C血症患者のサブクラス解析でイベント抑制効果が示された[12]。しかし，メタ解析ではフィブラートの投与による総死亡率の有意な減少は認められてはいない。Cholesterol Treatment Trialists'（CTT）Collaborationによるメタ解析[13-15]で報告されたスタチン投与による総死亡率の有意な減少とは対照的な結果であり，前述のとおり肝機能障害や腎機能障害などフィブラート系薬のoff-target effectが有効性を相殺した可能性も推察される。

このような状況の中で，SPPARMαと呼ばれる新しい概念がフランス パスツール研究所のFruchartらによって提唱された[16,17]。**図1**にSPPARMαの概念を示した。PPARαはフィブラート系薬のみならず脂肪酸など様々な

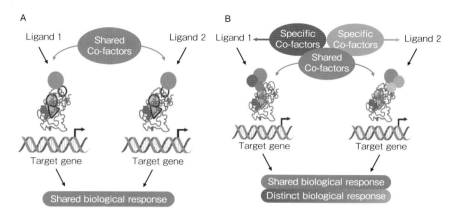

図1 選択的PPARモジュレーター（SPPARM）の概念

（文献17より引用）

構造を有するリガンドと結合するが，リガンド依存的（特異的）な構造変化を起こし，リガンド特異的なコファクターを動員する結果，リガンド特異的な反応を引き起こす。SPPARMαとは，このPPARαの特性から，PPARαが作用する遺伝子の中で好ましい作用（beneficial actions）に関わる遺伝子の転写を選択的に調節する薬剤という概念で，既存のPPARαアゴニストに比べ，ベネフィットリスクバランスに優れることが期待される。

ペマフィブラート（K-877，商品名パルモディア錠）は，SPPARMαの概念を念頭に，興和株式会社にて強力なPPARα活性，高いPPARα選択性を有する薬剤として探索され，発見された薬物である。PPARα活性・選択性を高めるために，既存のフィブリン酸骨格に加えて2-aminobenzoxazole ringの導入，炭素鎖の長さの調節，さらにフェノキシアルキル基を見出すことで，PPARαに対して高い活性化能および選択性を有するアゴニストとして合成された[18]。このように設計されたペマフィブラートのPPARαの活性化作用はフェノフィブラートの活性体であるフェノフィブリン酸の2,500倍以上であり，PPARαへの選択性は非常に高く（subtype-selectivity，PPARγに対して5,000倍以上，PPARδに対して11,000倍以上），高活性，高選択性の

PPARαアゴニストとなった[19,20]。

ペマフィブラートの特徴

ペマフィブラート（引用文献18中のR-36体）は、ラットにおいてフェノフィブリン酸と同等以上のTG低下作用を有しながら、肝重量を増加させにくいことが示されている[18]。さらに、ペマフィブラートとフェノフィブラートとでは誘導・抑制する遺伝子群が異なることが、ラットならびにヒト肝細胞を用いたトランスクリプトーム解析で明らかとなっている[21]。

また、ペマフィブラートは従来のフィブラート系薬とは異なるY-shape構造を持つ。PPARαのリガンド結合ドメインはY字型をしていて、その空洞領域全体にY字型のペマフィブラートが鍵と鍵穴のように結合すると、その強い相互作用によりPPARαの構造が特異的に変化して新しい領域が表出する。この領域がPPARα co-activator であるPGC-1αと結合することにより、PPARαが強く活性化される。従来のフィブラートに共通のフィブリン酸に加えて、aminobenzoxazole および dimethoxybenzene が適切に配置されたY-shape構造が、SPPARMαとしての理想的な構造を示すことが示唆されている[22]。このように、ペマフィブラートはSPPARMαの概念に一致した構造を有する薬剤であることが証明されつつある。

SPPARMαの概念に基づいて開発されたペマフィブラートは、ベネフィットリスクバランスに優れることが期待されるが、ペマフィブラートは2018年6月に世界に先駆けて日本で上市された。日本動脈硬化学会では、海外での評価と同様に、ペマフィブラートをフィブラート系薬とは全く異なるSPPARMαのカテゴリーに分類される薬剤と位置付けている（**表1**）[23]。

イントロダクション

表1 脂質異常症治療薬の特性と副作用

分類	LDL-C	non-HDL-C	TG	HDL-C	副作用	主な一般名
スタチン	↓↓〜↓↓↓	↓↓〜↓↓↓	↓	−〜↑	横紋筋融解症, 筋肉痛や脱力感などミオパチー様症状, 肝障害, 認知機能障害, 空腹時血糖値およびHbA1c値の上昇, 間質性肺炎など	プラバスタチン シンバスタチン フルバスタチン アトルバスタチン ピタバスタチン ロスバスタチン
小腸コレステロールトランスポーター阻害薬	↓↓	↓↓	↓	↑	消化器症状, 肝障害, CK上昇 ※ワルファリンとの併用で薬効増強を認めることがあるので注意が必要である	エゼチミブ
陰イオン交換樹脂	↓↓	↓↓	↑	↑	消化器症状 ※ジギタリス, ワルファリンとの併用ではそれら薬剤の薬効を減ずることがあるので注意が必要である	コレスチミド コレスチラミン
プロブコール	↓	↓	−	↓↓	可逆性のQT延長や消化器症状など	プロブコール
PCSK9阻害薬	↓↓↓↓	↓↓↓↓	↓〜↓↓	−〜↑	注射部位反応, 鼻咽頭炎, 胃腸炎, 肝障害, CK上昇など	エボロクマブ アリロクマブ
MTP阻害薬*	↓↓↓	↓↓↓	↓↓↓	↓	肝炎, 肝機能障害, 胃腸障害	ロミタピド
フィブラート系薬	↑〜↓	↓	↓↓↓	↑↑	横紋筋融解症, 胆石症, 肝障害など	ベザフィブラート フェノフィブラート クリノフィブラート クロフィブラート
選択的PPARαモジュレーター	↑〜↓	↓	↓↓↓	↑↑	横紋筋融解症, 胆石症など	ペマフィブラート
ニコチン酸誘導体	↓	↓	↓↓	↑	顔面潮紅や頭痛, 肝障害など	ニセリトロール ニコモール ニコチン酸トコフェロール
n-3系多価不飽和脂肪酸	−	−	↓	−	消化器症状, 出血傾向や発疹など	イコサペント酸エチル, オメガ-3脂肪酸エチル

*ホモFH患者が適応
↓↓↓↓:≦-50%　↓↓↓:-50%〜-30%　↓↓:-20%〜-30%　↓:-10%〜-20%
↑:10%〜20%　↑↑:20%〜30%　−:-10%〜10%
（日本動脈硬化学会（編）：動脈硬化性疾患予防のための脂質異常症診療ガイド2018年版. 日本動脈硬化学会, 2018より）

21

ペマフィブラートの臨床成績

1. フェノフィブラートとの比較試験

　ペマフィブラートの本邦での臨床試験成績をレビューする。国内臨床試験として3つのフェノフィブラートとの比較試験が実施され，いずれの試験においてもペマフィブラートの有用性が示された[24-26]。ペマフィブラートのTG低下作用はフェノフィブラート100mg（錠換算で80mg），106.6mgより優れ，200mg（錠換算で160mg）と同程度であった（図2）。一方，ペマフィブラートの有害事象発現率はプラセボと同程度であり，フェノフィブラートに比べ明らかに発現率が低く，特に腎機能や肝機能に関する有害事象の割合が低かった。

　既存のフィブラート系薬は，腎機能検査値〔血清クレアチニン，シスタチンC，推算糸球体濾過率（eGFR），等〕を悪化させることが従来報告さ

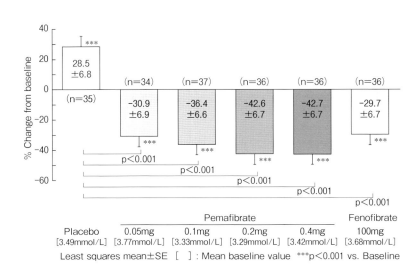

図2　ペマフィブラートの血清TG低下効果

（文献 24 より引用）

れてきた[27-29]。臨床検査値を詳細に検討すると，ペマフィブラートはフェノフィブラートでみられるクレアチニンの上昇，シスタチンCの上昇，eGFRの低下の程度が小さく，腎機能に関連した検査値の悪化が少なかった。

　フェノフィブラートの投与により肝機能検査値が上昇することはよく知られており，そのメカニズムはPPARαの活性化によるものと説明されている[30]。フェノフィブラートで増加がみられたalanine aminotransferase（ALT），gamma-glutamyl transferase（γ-GT）などの肝機能検査値はペマフィブラートでは上昇せず，むしろ低下する傾向であり，SPPARMαであるペマフィブラートの特徴的な臨床効果と考えられる。

2. 脂質代謝に及ぼすペマフィブラートの影響

　空腹時高TGの背景には，TG-rich lipoprotein（TRL）である小腸由来のカイロミクロン（CM），肝臓由来のvery low-density lipoprotein（VLDL），およびそれらの水解産物であるレムナントリポ蛋白〔CMレムナント，VLDLレムナント（IDL）〕の増加が存在している。これらのレムナントリポ蛋白は，動脈硬化惹起性であることが証明されている[31,32]。また，TRLの増加に伴い動脈硬化惹起性のsmall dense LDLが増加し，HDL-Cは低下する場合が多い。

　ペマフィブラートの投与により，remnant lipoprotein cholesterol（RemL-C），non-HDL-C，apolipoprotein（アポ）B，アポB48，アポC-Ⅲの有意な低下が確認された。さらに，high performance liquid chromatography（HPLC）（Liposearch, Skylight Biotech, Tokyo, Japan）によるLDLとHDLのリポ蛋白の詳細分析の結果，ペマフィブラート投与量依存的なsmall dense LDL中のコレステロールの低下，ならびにsmall dense HDL中のコレステロールの増加が確認された[24]。

　近年では，空腹時TGよりも非空腹時TGのほうがCVイベントの予測能が高いとの報告がある[33]。本邦においても，空腹時と同様に非空腹時TGが冠動脈疾患（CAD）のリスク因子であることが報告されている[34]。食後にCMレムナントの代謝が遅延し，血清TG値の高値が持続し，食前のレベルまで低下しない状態は食後高脂血症[35]と呼ばれ，CADを含むCVイベントが起こりやすいといわれている。ペマフィブラートのHDL機能評価試験に

おいて，0.4mg/日を4週間投与し，食後高脂血症に及ぼすペマフィブラート
の効果について検討したところ，空腹時のTG，RemL-C，アポB48の低下
作用とともに，食事負荷後に増加するTG，レムナント様リポ蛋白コレステロー
ル（RLP-C），アポB48の低下作用が確認された[36]。

　我々は高脂肪食（HFD）負荷マウスにおいて，ペマフィブラートの投与
により，小腸粘膜におけるNpc1l1，MttpのmRNAの発現が，フェノフィブラー
トよりもより強く抑制されることを報告した[37]。同様にTakeiらは，ペマフィ
ブラートがLDL受容体欠損マウスの小腸におけるコレステロールトランス
ポーターNpc1l1の発現を抑制し，Abca1の発現を亢進させ，これらが
PPARαの活性化を介することを報告している[38]。これらの報告から，ペマフィ
ブラートによる食後高脂血症の抑制作用の機序として，小腸におけるPPARα
アゴニスト作用に加えて，Npc1l1を介したコレステロール吸収の抑制を介
して，CMの合成・分泌過程に対して抑制的に働く可能性が示唆された。

　次に，肝臓からのVLDL分泌への影響については，ペマフィブラートが
脂肪酸β酸化に関する遺伝子発現を上昇させ，結果的に肝臓からのVLDL
分泌が抑制されると考えられた[19,38]。また，PPARαの下流に位置するFGF21
も脂肪酸β酸化に関与することが知られている[39,40]。さらに，FGF21は脂肪
組織への脂肪酸取り込みを調節することによって，肝臓からのVLDL分泌を
減少させる[41]。ペマフィブラートではより少ない用量からのFGF21増加作用
が確認されており[19,38,42]，VLDL分泌抑制につながる機序の一つと推定される。

　肝臓で合成・分泌されたVLDLはリポ蛋白リパーゼ（LPL）により異化
が亢進する。ペマフィブラート投与時には，CMやVLDLの異化に関与する
LPL活性が増加することが動物実験で示されている[37,38]。LPL活性が増加
する要因として，PPARαアゴニスト作用によるLPL合成の増加に加えて，
LPL阻害作用を有するアポC-Ⅲの減少作用，LPLを抑制するAngptl3の発
現の抑制作用[19]がペマフィブラートで認められており，ほかにもPPARαア
ゴニスト作用としてアポA-Ⅴへの影響[43]などが考えられる。

　筆者らはHPLCの解析データから，20分画のリポ蛋白分画のうち球状で
ある19個の各リポ蛋白分画の粒子数（nM）を算出するアルゴリズムを開発
した[44]。ペマフィブラートのPhase 2試験[24]の追加解析の結果，ペマフィブ

ラート投与により動脈硬化惹起性が強いsmall dense LDLの粒子数の減少と，動脈硬化防御機能の強いsmall dense HDLの粒子数の増加が確認された[45]。HDLのコレステロール引き抜き能（CEC）の低下はCADの存在と関連し，CECはCVイベントリスクと逆相関することから[46]，新たな心血管病（CVD）のリスク因子として注目されている。HDLは小型のほうがコレステロールの引き抜き能が強いと考えられている[47]。

　我々の報告では，脂質異常症患者にペマフィブラート0.4mg/日を4週間投与すると，HDLによるマクロファージからのコレステロール引き抜き能はペマフィブラート群でプラセボ群と比較して有意に増加した[36]。本試験ではHDL-C, HDL3-C, preβ 1HDL, ならびにアポA-Iレベルがペマフィブラート群で増加した。マクロファージからのコレステロール汲み出しに関わるABC蛋白であるABCA1, ABCG1の発現を増加させることが知られているFGF21[48]のレベルもペマフィブラートが増加させた。

3. 各種スタチンとペマフィブラートとの併用

　ペマフィブラートは2つのスタチン併用臨床試験[49]が実施されている。ピタバスタチン（Pitavastatin）投与下で空腹時TG 200mg/dL以上，かつnon-HDL-C 150mg/dL以上を示す脂質異常症患者を対象に，ペマフィブラートを12週間投与したところ，空腹時TG値はプラセボ群，ペマフィブラート0.1mg群，0.2mg群，0.4mg群でそれぞれ6.9%, 46.1%, 53.4%, 52.0%の低下を示し，空腹時TG低下作用について，プラセボ群に対する優越性が認められた。また，プラバスタチン（Pravastatin），シンバスタチン（Simvastatin），フルバスタチン（Fluvastatin），アトルバスタチン（Atorvastatin），ロスバスタチン（Rosuvastatin），ピタバスタチンのいずれかのスタチンで治療中の脂質異常症患者（TG 200mg/dL以上）を対象に，ペマフィブラートを0.2～0.4mg/日，24週間投与した長期投与試験において，ペマフィブラートは長期にわたって安定したTG低下作用を示した。

　さらに，どちらの試験においても，プラセボと比べペマフィブラートによる副作用の増加は認められず，筋障害などの臨床上問題となる懸念は認められなかった。スタチン非併用の臨床試験成績と同様に，肝機能検査値

の低下と腎機能検査値への影響が小さいことが確認された。

フィブラート系薬とスタチンとの併用は，特に腎機能低下例では横紋筋融解症の発現リスクが高まることが報告されているが，特に薬物相互作用による典型的な例として知られるゲムフィブロジルとセリバスタチン（Cerivastatin）の併用という組み合わせにより，高頻度に横紋筋融解症が発現した[7]。その結果，セリバスタチンは全世界で発売中止に至った。両者の併用による横紋筋融解症発現は，ゲムフィブロジルによりセリバスタチンの代謝が阻害され，セリバスタチンの曝露量が増加することがそのメカニズムの一つとされている。

ペマフィブラートと各種スタチン高用量（プラバスタチン，シンバスタチン，フルバスタチン，アトルバスタチン，ロスバスタチン，ピタバスタチン）との薬物相互作用試験が実施された[50]。健常成人に対してペマフィブラートと各スタチンを併用投与したとき，ペマフィブラートならびに各スタチンのCmax，areas under the curve（AUC）は大きく変化しなかった。唯一，シンバスタチンならびにシンバスタチンオープンアシッド体の血中濃度が低下したが，HMG-CoA還元酵素阻害活性は維持されていた。以上のことから，ペマフィブラートと各種スタチンとは薬物相互作用を起こしにくいことが確認された。

4. 腎機能低下例におけるペマフィブラート投与

ペマフィブラートは排泄経路が特徴的であり，主に糞中に排泄され，尿中排泄率は14.5%である[51]。ペマフィブラートは主に肝臓で代謝され，主な血漿中代謝物はベンジル位酸化体およびジカルボン酸体のグルクロン酸抱合体とN-脱アルキル体の混合物である。未変化体の尿中排泄率はわずか0.5%未満であり，しかも尿中に排泄される化合物のほとんどはPPARαアゴニストとしての活性を示さない代謝物である。

腎機能障害患者を対象とした薬物動態試験の報告から，ペマフィブラートは腎機能障害の程度に依存した曝露の増加は認められなかった[52]。また，腎機能低下例を含む脂質異常症患者を対象とした長期投与試験でも，腎機能低下例において有効性・安全性が確認され，反復投与時においても腎機

能低下に伴い血中濃度が増加する傾向は認められなかった（K-877-14試験）[53]。

　現在，主に使われているフィブラート系薬のベザフィブラート，フェノフィブラートは腎排泄型の薬剤であり，腎機能低下例では血中濃度が増加することが確認されている。従来腎機能低下例の高TG血症や低HDL-C血症に対する治療は困難を極めたが，腎排泄型ではないSPPARMαであるペマフィブラートは，理論的にも腎機能低下症例にも安全に投与することが可能と考えられる。

　以上のように，世界初のSPPARMαとして開発されたペマフィブラートは，高TG血症，低HDL-C血症，高レムナント血症などの，スタチン治療下の残余リスクの改善に重要な役割を果たすと同時に，これまで併用しにくかったスタチンとの併用も安全性が高く実施が可能であり，腎排泄型の従来のフィブラートとは異なり，腎機能低下症例においても使用が可能であることから，今後の有効性が大いに期待される。

● 文 献

1) Oliver M: The clofibrate saga: a retrospective commentary. Br J Clin Pharmacol 74: 907-910, 2012

2) Issemann I, Green S: Activation of a member of the steroid hormone receptor superfamily by peroxisome proliferators. Nature 347: 645-650, 1990

3) Staels B et al: Mechanism of action of fibrates on lipid and lipoprotein metabolism. Circulation 98: 2088-2093, 1998

4) Fruchart JC et al: Peroxisome proliferator-activated receptor-alpha activators regulate genes governing lipoprotein metabolism, vascular inflammation and atherosclerosis. Curr Opin Lipidol 10: 245-257, 1999

5) Frick MH et al: Helsinki Heart Study: primary-prevention trial with gemfibrozil in middle-aged men with dyslipidemia. Safety of treatment, changes in risk factors, and incidence of coronary heart disease. N Engl J Med 317: 1237-1245, 1987

6) Rubins HB et al: Gemfibrozil for the secondary prevention of coronary heart disease in men with low levels of high-density lipoprotein cholesterol. Veterans Affairs High-Density Lipoprotein Cholesterol Intervention Trial Study Group. N Engl J Med 341: 410-418, 1999

7) Jacobson TA: Myopathy with statin-fibrate combination therapy: clinical considerations. Nat Rev Endocrinol 5: 507-518, 2009

8) Bezafibrate Infarction Prevention (BIP) study: Secondary prevention by raising HDL cholesterol and reducing triglycerides in patients with coronary artery disease. Circulation 102: 21-27, 2000

9) Keech A et al: Effects of long-term fenofibrate therapy on cardiovascular events in 9795 people with type 2 diabetes mellitus (the FIELD study): randomised controlled trial. Lancet 366: 1849-1861, 2005

10) Ginsberg HN et al: Effects of combination lipid therapy in type 2 diabetes mellitus. N Engl J Med 362: 1563-1574, 2010

11) Jun M et al: Effects of fibrates on cardiovascular outcomes: a systematic review and meta-analysis. Lancet 375: 1875-1884, 2010

12) Sacks FM et al: Combination lipid therapy in type 2 diabetes. N Engl J Med 363: 692-694; author reply 694-695, 2010

13) Baigent C et al: Efficacy and safety of cholesterol-lowering treatment: prospective meta-analysis of data from 90,056 participants in 14 randomised trials of statins. Lancet 366: 1267-1278, 2005

14) Baigent C et al: Efficacy and safety of more intensive lowering of LDL cholesterol: a meta-analysis of data from 170,000 participants in 26 randomised trials. Lancet 376: 1670-1681, 2010

15) Fulcher J et al: Efficacy and safety of LDL-lowering therapy among men and women: meta-analysis of individual data from 174,000 participants in 27 randomised trials. Lancet 385: 1397-1405, 2015

16) Fruchart JC: Selective peroxisome proliferator-activated receptor α modulators (SPPARMα): the next generation of peroxisome proliferator-activated receptor α -agonists. Cardiovasc Diabetol 12: 82, 2013

17) Fruchart JC: Pemafibrate (K-877), a novel selective peroxisome proliferator-activated receptor alpha modulator for management of atherogenic dyslipidaemia. Cardiovasc Diabetol 16: 124, 2017

18) Yamazaki Y et al: Design and synthesis of highly potent and selective human peroxisome proliferator-activated receptor alpha agonists. Bioorg Med Chem Lett 17: 4689-4693, 2007

19) Takizawa T et al: Abstract 12867: The mechanism of K-877, a highly potent and selective PPARalpha modulator, on regulation of synthesis, secretion and metabolism of triglycerides and cholesterol. Circulation 128: A12867, 2013 [AHA2013 Abstract]

20) Willson TM et al: The PPARs: from orphan receptors to drug discovery. J Med Chem 43: 527-550, 2000

21) Raza-Iqbal S et al: Transcriptome Analysis of K-877 (a Novel Selective PPARalpha Modulator (SPPARMα))-Regulated Genes in Primary Human Hepatocytes and the Mouse Liver. J Atheroscler Thromb 22: 754-772, 2015

22) Yamamoto Y et al: Molecular association model of PPARα and its new specific and efficient ligand, pemafibrate: Structural basis for SPPARMα. Biochem Biophys Res Commun 499: 239-245, 2018

23) 日本動脈硬化学会：動脈硬化性疾患予防のための脂質異常症診療ガイド 2018 年版

イントロダクション

24) Ishibashi S et al: Effects of K-877, a novel selective PPARα modulator (SPPARMα), in dyslipidaemic patients: A randomized, double blind, active- and placebo-controlled, phase 2 trial. Atherosclerosis 249: 36-43, 2016

25) Arai H et al: Efficacy and Safety of Pemafibrate Versus Fenofibrate in Patients with High Triglyceride and Low HDL Cholesterol Levels: A Multicenter, Placebo-Controlled, Double-Blind, Randomized Trial. J Atheroscler Thromb 25: 521-538, 2018

26) Ishibashi S et al: Efficacy and safety of pemafibrate (K-877), a selective peroxisome proliferator-activated receptor α modulator, in patients with dyslipidemia: Results from a 24-week, randomized, double blind, active-controlled, phase 3 trial. J Clin Lipidol 12: 173-184, 2018

27) Sahebkar A et al: Impact of fibrates on circulating cystatin C levels: a systematic review and meta-analysis of clinical trials. Ann Med 50: 485-493, 2018

28) Ncube V et al: Effect of fenofibrate treatment for hyperlipidaemia on serum creatinine and cystatin C. Ann Clin Biochem 49: 491-493, 2012

29) Davidson MH et al: Safety considerations with fibrate therapy. Am J Cardiol 99: 3C-18C, 2007

30) Edgar AD et al: Fenofibrate modifies transaminase gene expression via a peroxisome proliferator activated receptor alpha-dependent pathway. Toxicol Lett 98: 13-23, 1998

31) Masuda D, Yamashita S: Postprandial Hyperlipidemia and Remnant Lipoproteins. J Atheroscler Thromb 24: 95-109, 2017

32) Fujioka Y, Ishikawa Y: Remnant lipoproteins as strong key particles to atherogenesis. J Atheroscler Thromb 16: 145-154, 2009

33) Bansal S et al: Fasting compared with nonfasting triglycerides and risk of cardiovascular events in women. JAMA 298: 309-316, 2007

34) Iso H et al: Fasting and non-fasting triglycerides and risk of ischemic cardiovascular disease in Japanese men and women: the Circulatory Risk in Communities Study (CIRCS). Atherosclerosis 237: 361-368, 2014

35) Zilversmit DB: Atherogenesis: a postprandial phenomenon. Circulation 60: 473-485, 1979

36) Yamashita S et al: Effects of pemafibrate (K-877) on cholesterol efflux capacity and postprandial hyperlipidemia in patients with atherogenic dyslipidemia. J Clin Lipidol 12: 1267-1279.e4, 2018

37) Sairyo M et al: A Novel Selective PPARalpha Modulator (SPPARMα), K-877 (Pemafibrate), Attenuates Postprandial Hypertriglyceridemia in Mice. J Atheroscler Thromb 25: 142-152, 2018

38) Takei K et al: Effects of K-877, a novel selective PPARα modulator, on small intestine contribute to the amelioration of hyperlipidemia in low-density lipoprotein receptor knockout mice. J Pharmacol Sci 133: 214-222, 2017

39) Fisher FM et al: Fibroblast growth factor 21 limits lipotoxicity by promoting hepatic fatty acid activation in mice on methionine and choline-deficient diets. Gastroenterology 147: 1073-1083.e6, 2014

40) Liu J et al: The role of fibroblast growth factor 21 in the pathogenesis of non-alcoholic fatty liver disease and implications for therapy. Metabolism 64: 380-390, 2015

41) Schlein C et al: FGF21 Lowers Plasma Triglycerides by Accelerating Lipoprotein Catabolism in White and Brown Adipose Tissues. Cell Metab 23: 441-453, 2016
42) Araki M et al: The Peroxisome Proliferator-Activated Receptor α (PPARα) Agonist Pemafibrate Protects Against Diet-Induced Obesity in Mice. Int J Mol Sci 19. pii: E2148, 2018
43) Vu-Dac N et al: Apolipoprotein A5, a crucial determinant of plasma triglyceride levels, is highly responsive to peroxisome proliferator-activated receptor alpha activators. J Biol Chem 278: 17982-17985, 2003
44) Okazaki M, Yamashita S: Recent Advances in Analytical Methods on Lipoprotein Subclasses: Calculation of Particle Numbers from Lipid Levels by Gel Permeation HPLC Using "Spherical Particle Model". J Oleo Sci 65: 265-282, 2016
45) Yamashita S et al: Effects of selective PPARα modulator K-877 on particle numbers of lipoprotein subclasses in dyslipidemic patients: Analysis by GP-HPLC and NMR lipoprofile 2 and 3. Atherosclerosis Supplements 32: 62-63, 2018 [ISA2018 Abstract]
46) Rohatgi A et al: HDL cholesterol efflux capacity and incident cardiovascular events. N Engl J Med 371: 2383-2393, 2014
47) Du XM et al: HDL particle size is a critical determinant of ABCA1-mediated macrophage cellular cholesterol export. Circ Res 116: 1133-1142, 2015
48) Shang W et al: Fibroblast growth factor 21 enhances cholesterol efflux in THP-1 macrophage-derived foam cells. Mol Med Rep 11: 503-508, 2015
49) Arai H et al: Efficacy and safety of K-877, a novel selective peroxisome proliferator-activated receptor α modulator (SPPARMα), in combination with statin treatment: Two randomised, double-blind, placebo-controlled clinical trials in patients with dyslipidaemia. Atherosclerosis 261: 144-152, 2017
50) Hounslow N et al: Pemafibrate minimally affected the systemic exposure of statins, and vice versa, in healthy male volunteers. Atherosclerosis Supplements 32: 156-157, 2018 [ISA2018 Abstract]
51) Hounslow N et al: Pemafibrate has high bioavailability and is principally excreted via the liver. Atherosclerosis Supplements 32: 157, 2018 [ISA2018 Abstract]
52) Hosford D et al: The plasma concentration and pharmacokinetic parameters of pemafibrate did not increase in a creatinine clearance-dependent manner. Atherosclerosis Supplements 32: 150, 2018 [ISA2018 Abstract]
53) Yokote K et al, on behalf of the K-877 Study Group: Long-term efficacy and safety of pemafibrate, a novel selective peroxisome proliferator-activated receptor α-modulator (SPPARMα), in dyslipidemic patients with renal impairment. Int J Mol Sci 20: pii: E706, 2019

1 SPPARMαとは？

1) パルモディア®はいかに開発されたか：
PPAR薬の革新への2つのイノベーション

児玉 龍彦

概要

　パーオキシゾーム（peroxisome）増殖薬の受容体は，ICI社のIssemanとGreenにより1990年にクローニングされ，その後，α，β/δ，γの3種の核内受容体が発見され，その活性化薬（アクチベーター）が，脂質代謝や糖尿病に広く用いられてきた。しかし，転写制御を介する遺伝子への作用は多彩な副作用も生み出し，標準治療から外れていき，21世紀になって新規薬の開発はストップした。興和の山嵜は，パスツール研究所のFruchartや東京大学の児玉とともに，構造を基礎とした合成展開とゲノムワイドな遺伝子効果評価から，PPARαに選択的であり，ミトコンドリアとパーオキシゾームを連続的に活性化し，肝機能を改善するモジュレーターの開発に成功した。選択的PPARαモジュレーター（SPPARMα）として，わが国発の本格的ブロックバスターを目指して，行政当局の当初の誤解を克服し，石橋らによる臨床試験での脂質代謝改善に加え肝機能改善も証明され，グローバルな心血管イベントのメガスタディが開始された。SGLT2阻害薬との合剤として，NASH治療にも期待されている。PPAR薬のルネッサンスをもたらした開発の歴史と現状，課題をまとめる。

PPARの発見とアクチベーターの問題

　パーオキシゾーム増殖薬は農薬として用いられ，脂質代謝改善作用が発見され，げっ歯類の肝臓でパーオキシゾームの増殖と発がんをもたらす一

1 SPPARMαとは？

連の化合物である。代謝とがんに関わるところから注目され，1990年英国のICI社のIssemannとGreenは，核内受容体のメンバーがその受容体をクローニングし，「パーオキシゾーム増殖因子により活性化される受容体」PPARと命名した[1]。

図1に示すように，PPARには肝臓で主に働くα，脂肪組織で主に働くγ，筋肉など広範な組織で働くβ/δの3種が知られる。

α受容体のアクチベーター（活性化剤）はフィブラートと呼ばれ，中性脂肪の低下とHDLの増加をもたらし，脂質代謝改善薬として用いられる。γのアクチベーターは2型糖尿病におけるインスリン抵抗性の改善が期待され，グリタゾンとして一時は世界で数千億円使用された。だが，フィブラートには肝機能悪化がみられ，腎機能の悪化でスタチンとの併用での横紋筋融解症が注意事項とされた。グリタゾンは体液の貯留をもたらし，女性における骨折の増加が危惧された[2]。

PPAR薬は広範な遺伝子の転写を活性化するために予期せぬ副作用がみられ，21世紀になると標準治療から外され，30種を超える開発医薬品は，韓国とインドの従来類似品以外は認可されず失敗に終わった。しかしゲノ

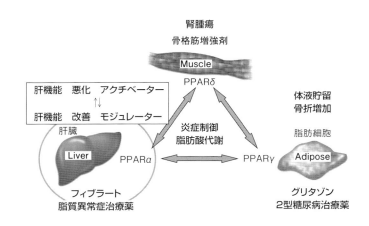

図1 3種のPPAR医薬品の課題と展開

ム解読から，核内受容体の作用には補助因子の差によりモジュレーターという新たな概念が生まれてきた。代表例はエストロゲンのモジュレーターとして乳がん治療のタモキシフェンや，女性の骨粗鬆症治療のラロキシフェンであり，臨床的に大きな成功をもたらした[3]。

　スタチンの臨床応用で心血管病変が3割程度減少するなかで，残りのresidual riskの治療にPPARα作動薬が注目される。わが国で，その選択的モジュレーター，パルモディア®（SPPARMα：物質名ペマフィブラート）が開発され，PPAR作動薬のルネッサンスがもたらされている[4]。SPPARMαの開発は，β/δやγと比べてαに「選択的」であるとともに，肝機能を改善する「モジュレーター」としての選択的遺伝子作用という二重のイノベーションによりもたらされた。その開発の歴史を振り返って，行政当局の誤解を克服し，グローバルなブロックバスターに育成する上での今後の臨床応用の課題を明らかにしたい。

選択的モジュレーターの合成

　21世紀に入り，興和の東京研究所の山嵜行由は，スタチン治療によっても改善しない心血管病変のresidual riskに対する治療薬の開発を試みていた。PPARαを標的にする薬で，副作用の懸念されるγやδに作用しないよう既存薬の構造を詳細に調査し，当時フランスのパスツール研究所のFruchartのもとに留学していた興和の阿部一豊と議論しながら検体の設計，合成展開を進めた[5]。

　図2Aに示すように，山嵜らは，PPARαの構造と既知の薬の構造から，芳香環とフィブリン酸（カルボン酸）を基本とし，そこに側鎖を合成展開で選択性を高めていった。化合物をY字型にデザインすることにより受容体への親和性を上げることを期待し，さらに側鎖部分の構造を種々検討することで高選択性に寄与する部分構造を尾田聡一，西川雅大と探索した。山嵜の上司の渋谷公幸の的確な指導が，大きな成果を可能にした。

　図2Bに示すα選択性の高い化合物のラットでの実験で，中性脂肪を下げる度合いは既存のフィブラートより高いのに，肝臓の重量の増加は軽度な，

1 SPPARMαとは？

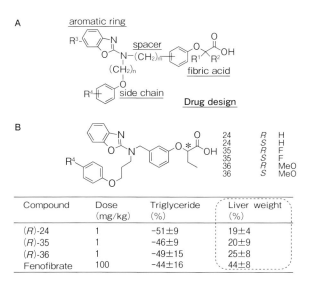

図2 ペマフィブラートの開発経緯
A：芳香環とフィブリン酸の基本構造
B：Y字構造の側鎖の改変。中性脂肪を低下させながら，肝臓肥大の軽い薬物の選択

24, 35, 36の3つの化合物のR体が候補とされた。この差が後で述べるモジュレーターの発見につながる。当時パスツール研究所で開発されたアポA-Iのヒト化トランスジェニックマウスを用いて，体内動態，作用活性の優れたR36がK-877として開発候補品に選択された。

プロジェクトの立ち上げから，パスツール研究所，東京大学と結んで研究管理を進めたのは川越淳一で，阿部とともに彼なしでは山嵜も成功は難しかったという。良いチームが山嵜の洞察を支えた。

選択的モジュレーターとしての転写活性化作用の解明

開発候補品になったK-877の広範な遺伝子作用は，マウスとヒトの細胞で，東京大学先端科学技術研究センターの田中十志也のもとで，パキスタンか

らの留学生のSana Razaにより進められた。

　PPARαは，げっ歯類では遺伝子毒ではないのにパーオキシゾームの極度の増生から，肝臓の腫大，そして肝臓がんを発生させることが知られ，研究が活発に行われている。一方，パーオキシゾーム増殖薬として知られるフェノフィブラートは，欧州を中心に広範に脂質代謝異常の治療に使われ，毎年何十万人にも投与されてきたが，ヒト臨床では肝腫瘍の増加はみられていない。米国の国立がん研究所（NCI）のGonzalezは，PPARα遺伝子の欠損マウスにヒトのPPARα染色体遺伝子を導入し，PPARαヒト化マウスを作製し，パーオキシゾーム増殖薬を投与する実験を行った。そこで，ヒトではパーオキシゾーム増殖作用は弱く，げっ歯類における発がんは，let-7c遺伝子の発現抑制と，それによるc-mycの発現増加が関わることを発見した[6]。

　図3に示すように，CHO細胞を用いたPPARの特異性のアッセイにより，パルモディア®は多剤と比較し1,000倍低い濃度でαに作用し，γやδの活性化は弱い非常に「選択的」な薬剤であることが田中らにより示された。ここにパルモディア®の第一のイノベーションがある。

　さらに，田中はマウス肝臓と3例のヒト培養肝細胞での比較検討から，モジュレーターであるパルモディア®（K-877）はミトコンドリア遺伝子を活性化し，一方パーオキシゾーム遺伝子の活性化は軽度であること，従来フェノフィブラートではヒト細胞で十分に誘導されなかった抗炎症作用の鍵であるFGF21遺伝子を有意に活性化することを証明した[7]。

　図4に示すように最近，パーオキシゾームの生成については，小胞体とミトコンドリアが合わさって形成される一次形成と，パーオキシゾーム増殖薬で誘導される既に形成されたパーオキシゾームの増加する二次増生の違いが注目されている[8]。パルモディア®はヒト肝臓ではミトコンドリア遺伝子を有意に活性化し，ミトコンドリアとパーオキシゾームの連続的な機能を保持すると考えられている。

　ここに，パルモディア®の「モジュレーター」としての第二のイノベーションが確認された。げっ歯類でもこの連続的作用はみられ，山嵜らが中性脂肪の低下と比べてラットの肝臓重量増加が軽い一群の化合物を選択した慧眼が証明された。Fruchartはこれらの知見をまとめて，SPPARMαの概念を国際

1 SPPARMαとは？

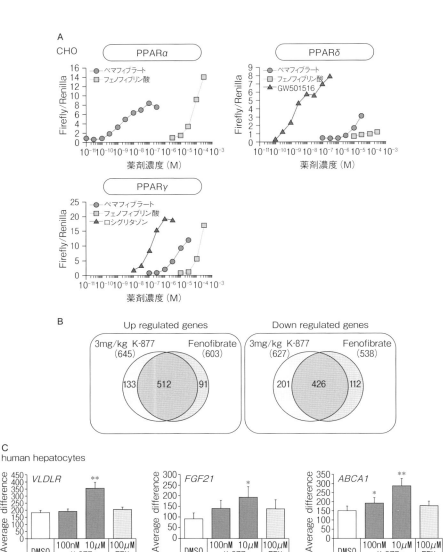

図3 ペマフィブラートの転写活性化作用
A：レポーター遺伝子を導入した CHO 細胞での評価
B：ペマフィブラート（K-877）とフェノフィブラートの誘導遺伝子の比較
C：培養ヒト肝細胞でのペマフィブラート（K-877）とフェノフィブラートの比較

1) パルモディア®はいかに開発されたか：PPAR薬の革新への2つのイノベーション

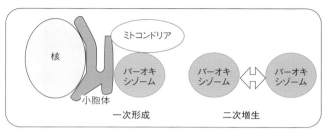

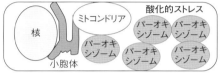

アクチベーターはパーオキシゾーム二次増生を起こし，酸化的ストレスの増大，肝臓の腫大，肝機能・腎機能の悪化の可能性

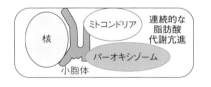

モディフィヤーはミトコンドリアとパーオキシゾームの脂肪酸代謝を連続的に活性化させ，肝機能が改善する

図4 パーオキシゾームの形成とモジュレーターの概念
モジュレーターは小胞体，パーオキシゾーム，ミトコンドリアを連携して機能させる。

的に提唱し，新規治療薬群として世界の学会で承認され，脂質代謝異常症，動脈硬化治療のガイドラインの改訂が進みつつある。

臨床試験での肝機能改善

臨床での開発は，自治医科大学の石橋俊，大阪大学の山下静也，千葉大学の横手幸太郎，国立長寿医療研究センターの荒井秀典，熊本大学の荒木栄一の5教授を中心に進められた。第Ⅱ相試験では，中性脂肪の低下，HDLの上昇に著効することが，石橋を中心に報告された[9]。スタチンとの併用でも肝機能，腎機能の悪化はなく，安全な使用が可能であることが荒井から報告された[10]。リポ蛋白プロファイルの変動の詳細な解析と動脈硬化の予防，

1 SPPARMαとは？

表1 第Ⅲ相試験でパルモディア®は肝機能を改善

	Pemafibrate 0.2mg/day n=73	Pemafibrate 0.4mg/day n=74	Fenofibrate 106.6mg/day n=76
Total AEs related to hepatic disorders	5 (6.8)	0	30 (39.5)
<Hepatobiliary>	1 (1.4)	0	3 (3.9)
Hepatic function abnormal	0	0	2 (2.6)
Hepatic steatosis	1 (1.4)	0	1 (1.3)
<Investigations>	4 (5.5)	0	27 (35.5)
Blood ALT increased	4 (5.5)	0	14 (18.4)
Blood AST increased	4 (5.5)	0	13 (17.1)
Blood γ-GT increased	3 (4.1)	0	17 (22.4)
Liver function test abnormal	0	0	6 (7.9)
Blood ALP increased	0	0	1 (1.3)
Total ADRs related to hepatic disorders	1 (1.4)	0	15 (19.7)
<Hepatobiliary>	0	0	2 (2.6)
Hepatic function abnormal	0	0	2 (2.6)
<Investigations>	1 (1.4)	0	13 (17.1)
Blood ALT increased	1 (1.4)	0	8 (10.5)
Blood AST increased	1 (1.4)	0	8 (10.5)
Blood γ-GT increased	1 (1.4)	0	10 (13.2)
Liver function test abnormal	0	0	1 (1.3)

治療に重要なHDLのコレステロール引き抜き能力の改善が山下から報告され[11]，横手らにより投与による患者血液中のFGF21濃度の有意な上昇が証明された。糖尿病患者における安全な脂質代謝改善効果が，荒木により報告された[12]。

　表1に肝機能悪化を減らすパルモディア®の用量依存的な効果を示す。これまでフィブラート系薬への懸念材料にされてきた肝機能の悪化に対して，SPPARMαは全く異なる効果を示すことが，第Ⅲ相試験で石橋らにより用量依存性をもって証明された[13]。これは，従来の臨床の成績におけるヒトではフィブラートが肝腫瘍を増やさないという種差での議論に加えて，肝障害はPPAR活性化に必然ではなく，アクチベーターと選択的モジュレーターでは異なる効果を示すエビデンスとして，この新薬の画期的な作用を実証したものである。

1) パルモディア®はいかに開発されたか：PPAR薬の革新への2つのイノベーション

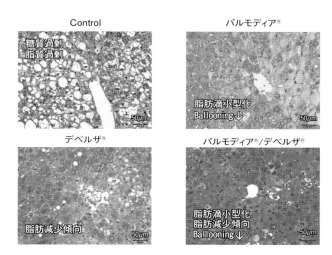

図5 NASHへのSGLT阻害薬とSPPARM αの併用効果

（カラー図譜参照）

グローバルな心血管イベントのメガスタディと，NASHへの合剤の展開

　従来のフェノフィブラートで，心血管のイベントを減らせるかのメガスタディは2回行われ，低下傾向はみられるが，有意な差は認められていない[14]。これは，フェノフィブラート使用開始後に肝機能や腎機能の悪化があると減量され十分な有効量が使用できず，中断も多かったことが原因の一つと考えられている。そこで，パルモディア®の承認時に国際的なメガスタディを行うことが求められ，フランスのFruchart，ハーバードのLibby，東大児玉の三者をスーパーバイザーに，3万人をリクルートし1万人のエントリーで糖尿病患者におけるスタチンとの併用での心血管イベントの抑制をみるPROMINENTスタディが世界で開始されている[15]。生活習慣病に対するわが国発の大規模臨床試験として注目されている。

　残念なことに行政当局は，パルモディア®の新規性を認めず，中性脂肪低下の効果が半分以下のオメガ3製剤より低価格に設定するという案が出され

た。新薬として世界でメガスタディを求めながら既存薬より低価格を求める行政に対し，不服請求で価格改定が行われ2018年6月発売が開始され，PROMINENTの結果によりさらなる再評価が薬価審査会により確約された。

　今，わが国の医療財政の危機の中で，医薬品価格の評価の厳格化傾向は止むを得ない。だが，わが国発の画期的新薬を「新薬と認めず低価格にする」という方針で国内研究者の3分の2を削減したとされる武田薬品工業の例をみるまでもなく，わが国の将来の成長産業を毀損しかねない。その点で，学術議論の不服請求で薬価審査会での価格改定を得た経緯は，画期的な意義を持つものといえる。

　図5に示すように，最近注目されるNASHに対して，東京大学の佐々木，田中は米国糖尿病学会で，モデル動物でのSPPARMαとSGLT2阻害薬の併用効果を報告している[15]。心血管イベントでは有意差が認められなかったACCORD試験でも，フィブラートは網膜の組織障害の改善には有効性を示している。糖質過剰と脂質過剰の病態モデルで，NASHから肝臓がんの増加が起こる。これに対してSPPARMα単独では，高血糖の存在下で，糖代謝中間代謝産物から中性脂肪の合成が亢進して脂質蓄積を改善できない。一方，インスリンも同化を促す。そこで，糖排泄を促すSGLT2阻害薬との併用が著効を導くと考えられている。今日のSPPARMαの開発では，SGLT2阻害薬との合剤の開発が中心課題となっている。

● 文 献

1) Issemann I, Green S: Activation of a member of the steroid hormone receptor superfamily by peroxisome proliferators. Nature 347: 645-650, 1990
2) Wahli W, Michalik L: PPARs at the crossroads of lipid signaling and inflammation. Trends Endocrinol Metab 23: 351-363, 2012
3) Riggs BL, Hartmann LC: Selective estrogen-receptor modulators -- mechanisms of action and application to clinical practice. N Engl J Med 348: 618-629, 2003
4) Fruchart JC: Pemafibrate (K-877), a novel selective peroxisome proliferator-activated receptor alpha modulator for management of atherogenic dyslipidaemia. Cardiovasc Diabetol 16: 124, 2017
5) Yamazaki Y et al: Design and synthesis of highly potent and selective human peroxisome proliferator-activated receptor alpha agonists. Bioorg Med Chem Lett 17: 4689-4693, 2007

1）パルモディア® はいかに開発されたか：PPAR 薬の革新への 2 つのイノベーション

6) Gonzalez FJ, Shah YM: PPARalpha: mechanism of species differences and hepatocarcinogenesis of peroxisome proliferators. Toxicology 246: 2-8, 2008

7) Raza-Iqbal S et al: Transcriptome Analysis of K-877 (a Novel Selective PPARα Modulator (SPPARMα))-Regulated Genes in Primary Human Hepatocytes and the Mouse Liver. J Atheroscler Thromb 22: 754-772, 2015

8) Sugiura A et al: Newly born peroxisomes are a hybrid of mitochondrial and ER-derived pre-peroxisomes. Nature 542: 251-254, 2017

9) Ishibashi S et al; K-877-04 Study Group: Effects of K-877, a novel selective PPARα modulator (SPPARM α), in dyslipidaemic patients: A randomized, double blind, active- and placebo-controlled, phase 2 trial. Atherosclerosis 249: 36-43, 2016

10) Arai H et al; K-877 Study Group: Efficacy and safety of K-877, a novel selective peroxisome proliferator-activated receptor α modulator (SPPARMα), in combination with statin treatment: Two randomised, double-blind, placebo-controlled clinical trials in patients with dyslipidaemia. Atherosclerosis 261: 144-152, 2017

11) Yamashita S et al; K-877 Study Group: Effects of pemafibrate (K-877) on cholesterol efflux capacity and postprandial hyperlipidemia in patients with atherogenic dyslipidemia. J Clin Lipidol 12: 1267-1279, 2018

12) Araki E et al: Effects of Pemafibrate, a Novel Selective PPARα Modulator, on Lipid and Glucose Metabolism in Patients With Type 2 Diabetes and Hypertriglyceridemia: A Randomized, Double-Blind, Placebo-Controlled, Phase 3 Trial. Diabetes Care 41: 538-546, 2018

13) Ishibashi S et al; K-877 Study Group: Efficacy and safety of pemafibrate (K-877), a selective peroxisome proliferator-activated receptor α modulator, in patients with dyslipidemia: Results from a 24-week, randomized, double blind, active-controlled, phase 3 trial. J Clin Lipidol 12: 173-184, 2018

14) Elam M et al: Role of fibrates in cardiovascular disease prevention, the ACCORD-Lipid perspective. Curr Opin Lipidol 22: 55-61, 2011

15) http://diabetes.diabetesjournals.org/content/67/Supplement_1/1153-P

1 SPPARMαとは？

2）遺伝子発現解析からみた有用性

佐々木 裕輔　　田中 十志也

はじめに

　フィブラート系脂質異常症改善薬は強力な血清トリグリセライド（TG）低下作用とHDLコレステロール上昇作用を併せ持つPPARα（peroxisome proliferator-activated receptor α）作動薬であるが，血清トランスアミナーゼやクレアチンなどの臨床検査値異常が認められることがあるため，肝機能や腎機能が低下した患者での使用が制限されている。ペマフィブラート（K-877）は，フィブラート系薬のベネフィットを高め，副作用リスクを軽減させることを目指して開発された選択的PPARαモジュレーター（SPPARMα）である。本項では，ペマフィブラートの遺伝子発現解析からみた有用性について紹介する。

SPPARMαとしてのペマフィブラート

　ペマフィブラート（K-877）は，フィブリン酸に2-アミノベンゾキサゾール環とフェノキシアルキル鎖とを導入することでPPARαの活性化および選択性を高めることに成功した新規のSPPARMαである（**図1**）[1-3]。ペマフィブラートのPPARα活性化のEC$_{50}$は1.5nM，PPARδやPPARγのサブタイプへの活性化に対して2,000倍以上の選択性を有する[4]。

　ペマフィブラートは既存のフィブラートよりも強力なラット血清TG低下作用を示し，ヒトアポA-Iトランスジェニックマウスにおいて，HDLの主要構成蛋白質のアポA-Iを強力に増加させる作用を有する[1]。フィブラート系薬はげっ歯類特異的にPPARα依存的なペルオキシソーム増殖および肝発癌を誘発するが，ペマフィブラートのペルオキシソーム増殖および肝重量

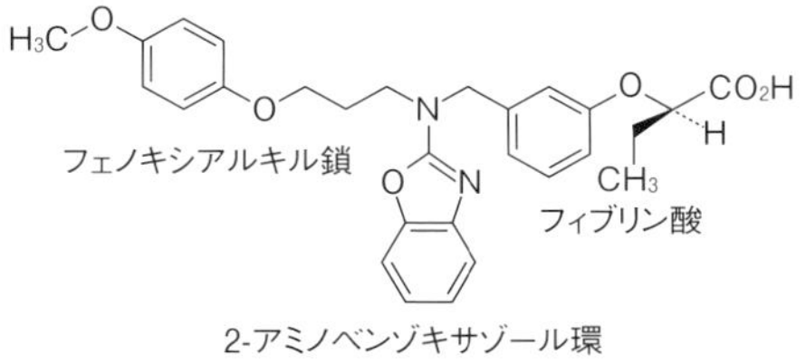

2) 遺伝子発現解析からみた有用性

図1 ペマフィブラート（K-877）の構造

増加の作用はフェノフィブラートよりも弱い[1]。

　臨床試験でも，ペマフィブラートはフェノフィブラートよりも強力なTG低下作用およびHDLコレステロール上昇作用を示すが，薬物有害反応（ADR）はプラセボと同程度である[5]。

ペマフィブラートによる脂質代謝制御

　PPAR αによる遺伝子発現制御には，ヒトとげっ歯類との間に種差が存在する。我々は，ペマフィブラートのヒトにおける作用機序およびペルオキシソーム増殖のリスクについて検討するために，マウス肝臓およびヒト初代培養肝細胞でのトランスクリプトーム解析を行った。その結果，ペマフィブラートはマウスおよびヒトの脂肪酸 β 酸化関連遺伝子（*ACSLs, CPT1A, CPT2, ACADVL, HADHA, HADHB, ACAA2*）を誘導したが（**図2**），ヒトでの誘導作用はマウスよりも明らかに弱かった[4]。その一方，ペマフィブラートはピルビン酸デヒドロゲナーゼ複合体（PDC）をリン酸化して糖の酸化を抑制する*PDK4*やケトン体合成に関わる*HMGCS2*の発現を，ヒトにおいて強力に誘導することが明らかとなった。

　近年，gain-およびloss-of function研究の結果から，脂肪酸酸化の制御に*HMGCS2*の発現が重要であること，HMGCS2活性あるいはケトン体の一種であるアセト酢酸がSirt1依存的に糖・脂質代謝の制御に関わるFGF21の発現を誘導することが報告されている[6]。したがって，ペマフィブラートは，

43

1 SPPARMαとは？

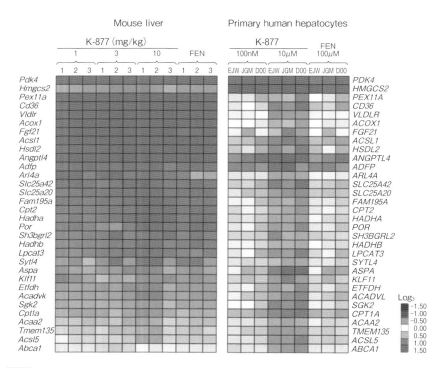

図2 ペマフィブラート（K-877）およびフェノフィブラート（FEN）により誘導される遺伝子群

（カラー図譜参照）

ヒトでは*PDK4*と*HMGCS2*を誘導することで糖の異化を抑制し，脂肪酸代謝を促進させて生じたアセチル-CoAをケトン体合成に利用して，*de novo*脂質合成およびVLDL分泌を抑制していると考えられる．

なお，ペマフィブラートはマウス肝臓においてペルオキシソームβ酸化系酵素の*Acox1*や*Acot*，ペルオキシソーム形成因子の*Pex*を顕著に誘導したが，ヒト肝細胞では高用量を用いてもペルオキシソームβ酸化系酵素や*PEX*遺伝子発現にほとんど影響せず，臨床用量のペマフィブラート投与においては，ヒトでのペルオキシソームの増殖ならびにそれに付随した肝障害性を引き起こす可能性は低いと考えられた．

2）遺伝子発現解析からみた有用性

　次に，SPPARMαとして既存のフィブラートよりもペマフィブラートにより強い効果が期待される標的遺伝子にはVLDLR，FGF21およびABCA1を見出している（図3）。

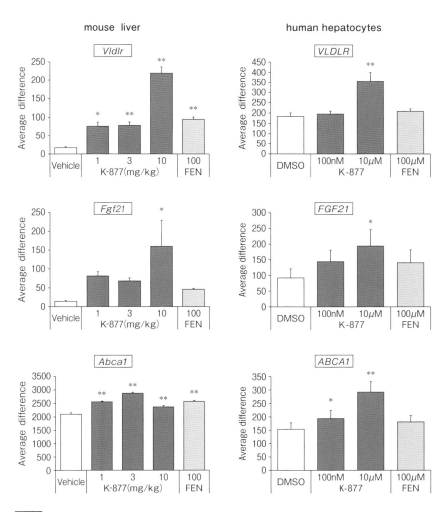

図3 VLDLR，FGF21，ABCA1の発現に及ぼすペマフィブラート（K-877）の影響
*p＜0.05, **p＜0.01

45

1 SPPARMαとは？

　VLDLRはLDL受容体ファミリーの一つで，骨格筋，心臓，および脂肪組織などの末梢組織においてリポ蛋白リパーゼ（LPL）依存的な脂肪分解あるいは受容体依存的なエンドサイトーシスによってVLDLを取り込むことが知られている[7]。成体では肝臓の*Vldlr*の発現は検出以下であるがPPARα依存的にフェノフィブラートにより誘導されること，*Vldlr*欠損マウスではフェノフィブラートのTG低下作用が認められない[8]ことから，薬効発現に重要であることが示唆される。同様に，LPLも成体では肝臓での発現はほとんど認められないが，PPARα依存的に誘導されることが知られており[9]，ペマフィブラートを投与したマウス肝臓でも*Vldlr*および*Lpl*の発現が誘導される（未発表データ）。このように，PPARαは肝臓では*VLDLR*と*LPL*を誘導してTGの加水分解を促進し，*CD36/FAT*を介して脂肪酸の取り込みを増加させていることが示唆される。

　FGF21は肝臓で産生・分泌されるエンドクラインFGFで，糖・脂質代謝改善作用およびエネルギー消費促進作用を有する。一方，ABCA1はATP結合カセットトランスポーターファミリーの一つで[10]，細胞からlipid-poorなアポA-Iへのコレステロールの引き抜き作用を促進するHDLの形成と機能において重要な役割を有している。ABCA1はコレステロール逆転送系に重要なだけでなく，抗炎症受容体としての機能も示されている[11]ことから，K-877は*ABCA1*誘導によるコレステロール逆転送系の活性化と抗炎症効果によって，抗動脈硬化作用を発揮することが期待される。

　以上のことから，ペマフィブラートはPPARαを活性化することにより，*VLDLR*，*LPL*，および*FGF21*を誘導してTGの異化と脂肪組織からの脂肪酸の動員を促進，*CD36/FAT*を誘導して生じた遊離脂肪酸の取り込みを促進，*ACSLs*，*CPT1A*，*CPT2*，*ACADVL*，*HADHA*，*HADHB*，および*ACAA2*を誘導して脂肪酸β酸化を促進，*HMGCS2*を誘導して脂肪酸β酸化によって生じたアセチル-CoAをケトン体合成に利用し，脂肪酸およびTG合成を減少させてVLDLの分泌を抑制して血清TG低下作用を発揮していると考えられる（図4）。

2）遺伝子発現解析からみた有用性

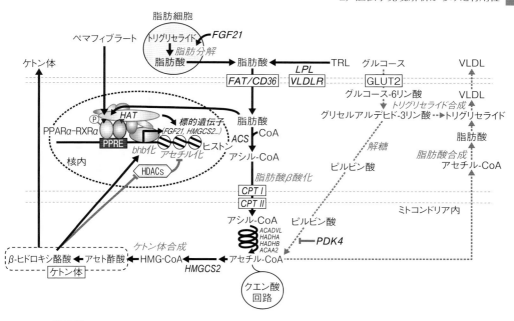

図4 ペマフィブラートのPPARαの活性化を介した脂肪酸代謝制御機構
ペマフィブラートによって誘導される遺伝子を黒字のイタリックで示した。→は促進される経路，⇢，⊣は抑制される経路を示した。

SPPARMαとして期待されるペマフィブラートの効果

　マウスでは認められずヒト肝細胞で特異的に誘導される遺伝子として，マンノース結合レクチン*MBL2*およびグルタミルアミノペプチダーゼ*ENPEP*を同定した（図5）。興味深いことに，ペマフィブラートはヒトでは*MBL2*および*ENPEP*を用量依存的に誘導する一方，マウスの*Mbl2*および*Enpep*を用量依存的に低下させた。

　MBL2は自然免疫系に関わる蛋白で，炎症マーカーの上昇を伴う肥満患者では血清MBL2濃度が低下していること[12]，G54D多型が妊娠糖尿病の発症リスクであるとされている[13]。ENPEPはアンジオテンシンIIをアンジオテンシンIIIに変換する酵素[14]で，*Enpep*欠損マウスが高血圧を示すことやリコンビナントENPEPが収縮期血圧を低下させることから，血圧調節に関与していることが示唆されている[15]。

1 SPPARMαとは？

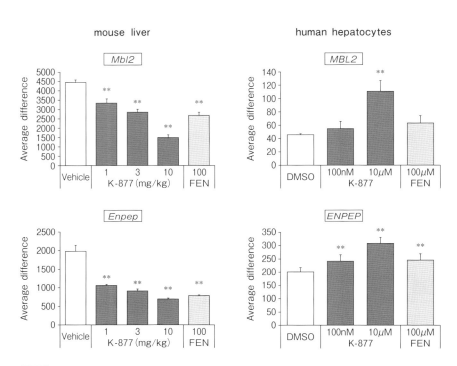

図5 ヒト特異的にペマフィブラート（K-877）によって誘導される遺伝子
*p＜0.05, **p＜0.01

これらのことから，ペマフィブラートは，ヒトにおいては脂質異常症改善効果に加え，炎症および高血圧に対しても有益な効果を発揮する可能性がある。

おわりに

PPARαは，飢餓時（低血糖）においてPDK4の誘導を介して糖酸化を抑制するとともに，脂肪酸の代謝およびケトン体合成を促進して末梢組織へのエネルギー源の供給に寄与している。同時に，PPARαの活性化はFGF21の誘導を介して脂肪組織からの脂肪酸の動員を促進し，肝臓で取り込まれた脂肪酸はさらにPPARαを活性化することで，正のフィードバックを形成

していると考えられる。

　また，PPARαの活性化により産生されるケトン体のアセト酢酸はSirt1を介してFGF21の発現を誘導[6]，β-ヒドロキシ酪酸はヒストン脱アセチル化酵素（HDAC）阻害薬として働き遺伝子の転写活性化に関わるだけでなく[16]，ヒストンH3の9番目のリジンをβ-ヒドロキシブチレーション（H3K9bhb）して，飢餓時の代謝関連遺伝子の発現を制御することがわかってきた[17]（図4）。

　ペマフィブラートはSPPARMαとして強力な血清脂質改善効果を発揮するが，高TG血症患者の多くは肥満や2型糖尿病を有している。このような患者では，肝臓への糖の取り込み増加が生じ，ChREBPやSREBP1が活性化されて*de novo* lipogenesisが亢進しており，ペマフィブラートのPPARαの活性化に対して拮抗している可能性がある。生体のエネルギー源となる糖，脂質，および蛋白質は相互変換されることが知られていることから，糖尿病に合併した脂質異常症患者においては，SPPARMαだけでなく肝臓への糖の流入を減少させるような治療が，心血管疾患の発症予防に重要になると思われる。

● 文 献

1) Yamazaki Y et al: Design and synthesis of highly potent and selective human peroxisome proliferator-activated receptor α agonists. Bioorg Med Chem Lett 17: 4689-4693, 2007
2) Fruchart JC: Peroxisome proliferator-activated receptor-α (PPARα): at the crossroads of obesity, diabetes and cardiovascular disease. Atherosclerosis 205: 1-8, 2009
3) Fruchart JC: Selective peroxisome proliferator-activated receptor α modulators (SPPARMα): the next generation of peroxisome proliferator-activated receptor α-agonists. Cardiovasc Diabetol 12: 82, 2013
4) Raza-Iqbal S et al: Transcriptome Analysis of K-877 (a Novel Selective PPARα Modulator (SPPARMα))-Regulated Genes in Primary Human Hepatocytes and the Mouse Liver. J Atheroscler Thromb 22: 754-772, 2015
5) Ishibashi S et al, K-877-04 Study Group: Effects of K-877, a novel selective PPARα modulator (SPPARMα), in dyslipidaemic patients: A randomized, double blind, active- and placebo-controlled, phase 2 trial. Atherosclerosis 249: 36-43, 2016
6) Vilà-Brau A et al: Human HMGCS2 regulates mitochondrial fatty acid oxidation and FGF21 expression in HepG2 cell line. J Biol Chem 286: 20423-20430, 2011
7) Webb JC et al: Characterization and tissue-specific expression of the human 'very low density lipoprotein (VLDL) receptor' mRNA. Hum Mol Genet 3: 531-537, 1994

1 SPPARMαとは？

8) Gao Y et al: Upregulation of hepatic VLDLR via PPARα is required for the triglyceride-lowering effect of fenofibrate. J Lipid Res 55: 1622-1633, 2014

9) Schoonjans K et al: PPARα and PPARγ activators direct a distinct tissue-specific transcriptional response via a PPRE in the lipoprotein lipase gene. EMBO J 15: 5336-5348, 1996

10) Van Eck M: ATP-binding cassette transporter A1: key player in cardiovascular and metabolic disease at local and systemic level. Curr Opin Lipidol 25: 297-303, 2014

11) Yin K et al: ATP-binding membrane cassette transporter A1 (ABCA1): a possible link between inflammation and reverse cholesterol transport. Mol Med 16: 438-449, 2010

12) Ip WK et al: Mannose-binding lectin and innate immunity. Immunol Rev 230: 9-21, 2009

13) Megia A et al: Mannose-binding lectin gene polymorphisms are associated with gestational diabetes mellitus. J Clin Endocrinol Metab 89: 5081-5087, 2004

14) Mizutani S et al: New insights into the importance of aminopeptidase A in hypertension. Heart Fail Rev 13: 273-284, 2008

15) Mitsui T et al: Hypertension and angiotensin II hypersensitivity in aminopeptidase A-deficient mice. Mol Med 9: 57-62, 2003

16) Shimazu T et al: Suppression of oxidative stress by β-hydroxybutyrate, an endogenous histone deacetylase inhibitor. Science 339: 211-214, 2013

17) Xie Z et al: Metabolic Regulation of Gene Expression by Histone Lysine β-Hydroxybutyrylation. Mol Cell 62: 194-206, 2016

1 SPPARMαとは?

3) 作用メカニズム
ー構造の特徴から作用特性まで

中川 嘉　　島野 仁

はじめに

　PPARα（peroxisome proliferator-activated receptor α）は脂質恒常性の調節に関与するリガンド活性化転写因子であり，高トリグリセライド血症の治療薬の標的である。近年，PPARα転写活性を特異的に活性化するSPPARMα（選択的PPARαモジュレーター：selective PPARα modulator）と呼ばれるリガンドが開発されており，本邦でもペマフィブラートと呼ばれる新規リガンドが開発された。

　本項では，古典的なPPARαリガンドであるフェノフィブラートとPPARαとの複合体をもとに，ペマフィブラートとPPARαとの複合体を構築し，第一原理計算によるフラグメント分子軌道（FMO）法を用い結合能を解析した結果を紹介する。PPARαのリガンド結合ポケットはY字型になっている。リガンド結合ポケットの一部のみに結合する既存のフェノフィブラートとは異なり，Y字型構造を持つペマフィブラートはポケット領域全体に結合する。ペマフィブラートとPPARαとの鍵と鍵穴のようにフィットした結合は，PPARα転写複合体形成において転写活性を効果的に誘導するようにPPARαの構造を変化させる。ペマフィブラートはPPARα構造をアロステリックに変化させ，新たな界面を形成する。その面にPPARαの共役因子PGC-1α（peroxisome proliferator-activated receptor gamma coactivator 1-α）が効果的に結合し，PPARαの転写活性化能が増強される。このようなペマフィブラートの独特な結合様式が，リガンドの結合親和性および選択性を増強させる。

1 SPPARMαとは?

PPARとそのアゴニスト

PPARはPPARα, PPARβ/δ, およびPPARγの3つのサブタイプを含む核内受容体スーパーファミリーである。それらはN末端にリガンド非依存性活性化機能を持つドメイン, 保存されたDNA結合ドメイン, そして, C末端にリガンド結合ドメインと, 共通の構造を持つ。リガンド結合ドメインには, リガンド依存的な転写活性化に関与する領域（AF-2）がある。

アゴニストによるPPARαの活性化はPPARαの構造変化を引き起こし, RXRαとのヘテロ二量体化を促進する。さらにPGC-1αなどの共役因子の動員を促進し, 最終的に転写因子複合体は標的遺伝子プロモーター上のPPRE（PPAR応答配列）に結合し, 標的遺伝子の転写を調節する。

PPARは細胞増殖および分化, 免疫応答, 炭水化物や脂質の代謝に関連する遺伝子の転写に関与するため, 糖尿病, 代謝並びに他の関連疾患の治療標的となる。したがって, PPARアゴニストは糖尿病およびメタボリックシンドロームを治療するための重要なツールである。

SPPARMα（選択的PPARαモジュレーター）とは

フィブラート系薬は, PPARαを活性化し脂肪酸輸送とβ酸化を調節することにより, 肝臓の脂質流動を制御し, トリグリセライド（TG）を減少させ, HDLコレステロールを増加させることによって, 脂質異常症や2型糖尿病患者の血漿脂質プロファイルを改善する。その効果は, 結果的に冠動脈心疾患および脳卒中を予防することである。しかしながら, PPARαに対する弱い活性および用量に関連する有害作用に関連して, フィブラートの有効性にいくつかの制限がある。

既存のフィブラート系薬は, PPARα以外の他の2つのPPARにも少なからず作用してしまう。この作用が薬の生理的作用を増やすが, その反面, 望ましくない作用も増やしてしまう。理想的なPPARアゴニストは, 望ましくない副作用を回避した上で, 特定の標的組織で目的とするPPAR特異的に活性化できる化合物を, *in vitro*および*in vivo*アッセイで開発する必要

がある[1]。この定義の中で開発されたPPARα特異的な活性化薬剤を
SPPARMαと呼ぶ。

新しく開発されたPPARα活性化剤であるペマフィブラートは，PPARα
活性を強力かつ特異的に増強する。ペマフィブラートは他のフィブラート
系薬と作用機序は同じであるものの，既存の薬剤とは異なり選択的にPPARα
に結合した後，リガンド特異的なPPARαの立体構造変化をもたらす。その
特異的な立体構造変化によって，主に肝臓の脂質代謝に関わる遺伝子群の
発現を選択的に調節することで脂質代謝を改善する。この特徴から，ペマフィ
ブラートはSPPARMαである。

ペマフィブラートは既存のフィブラート系薬であるPPARαアゴニストと
同じ標的遺伝子に作用するものの，安全性に関わる腎臓や肝臓の遺伝子に
は作用しないコンセプトで創製されており，副作用の出現を低減しうる。
つまり「ベネフィットが大きく，リスクが小さい薬」となる。

従来のフィブラート系薬では肝障害が起こりやすいことが定説だが，ペ
マフィブラートは肝機能検査値を悪化させず，ALTやγGTPの低下作用（脂
肪肝改善作用）が認められている。従来のフィブラート系薬では難しいス
タチン製剤との併用についても，ペマフィブラートではスタチンと併用し
ても，有害事象の発現リスクはペマフィブラート単剤と変わらないと報告
されている。

ペマフィブラートとフェノフィブラートの生理機能の比較

ペマフィブラートのPPARα転写活性化能をGAL4のトランスアクチベー
ションアッセイで評価すると，フェノフィブラートやWy14643の既存のPPARα
活性化剤と比べ1,000倍以上活性が強い[2,3]。ペマフィブラートとフェノフィ
ブラートを混ぜたエサを正常マウスに投与すると，それらの血中TGを低下
させる。ペマフィブラートはフェノフィブラートの1/200量で同程度の効果
を示す。

さらに，肝臓での脂肪酸酸化に関連する遺伝子（PPARα，CREBH，
ACO，CPT1a，FGF21）の発現も同様に誘導する[2]。その結果，メチオニン・

1 SPPARMαとは？

コリン欠損食による非アルコール性脂肪肝に対しても，フェノフィブラートと同程度の効果を示すペマフィブラートの量は著しく低用量であった[2]。

高コレステロール血症を伴う脂質異常症を呈するLDL受容体欠損（LDLR KO）マウスに比較的低用量のペマフィブラートを投与しても，血中TGとコレステロールはともに低下する。HDLコレステロールは逆に低下する。ペマフィブラートによる血中TGの低下は，肝臓のアポ蛋白の発現変化に基づくリポ蛋白リパーゼの活性化によることが想定できる[4]。血中コレステロールの低下は，小腸でのコレステロール吸収の律速遺伝子NPC1L1（Niemann-Pick C1-like 1）の発現がペマフィブラート投与で低下したことによるものである[4]。

フェノフィブラートは肥満に対しても改善効果を示すが，ペマフィブラートはフェノフィブラートと比較し，かなりの低用量で同様な作用がやはり観察できている[5]。このように，マウスレベルでの解析で，ペマフィブラートの強力で特異的な作用が確認されている。

ペマフィブラートの構造的特徴

リガンドとPPARαのリガンド結合ドメインとの結合様式を理解するには，リガンドの認識が緩いΩループがリガンド結合ドメイン領域に存在するため，実験的にPPARαの構造を得ることは非常に難しい。しかしながら，複雑な構造を知ることは作用様式の構造的基礎を理解するために不可欠であり，結合親和性および選択性の良いリガンドを設計するには重要である。強力で選択的なPPARα活性を持つペマフィブラートの分子基礎を明らかにするために，ここでは，in silico分子シミュレーションと量子力学/分子力学（QM/MM）計算とを組み合わせ，ペマフィブラート-PPARαの結合様式を解析している[6]。次に，第一原理計算に基づく断片分子軌道法（FMO）を用いて，PPARαのリガンド結合ドメインにおけるペマフィブラートの結合パターンを決定した[6]。

フェノフィブラートの構造は直線的なイメージであるのに対し，ペマフィブラートはY字の構造を取っているように見える（**図1**）。それらの構造を

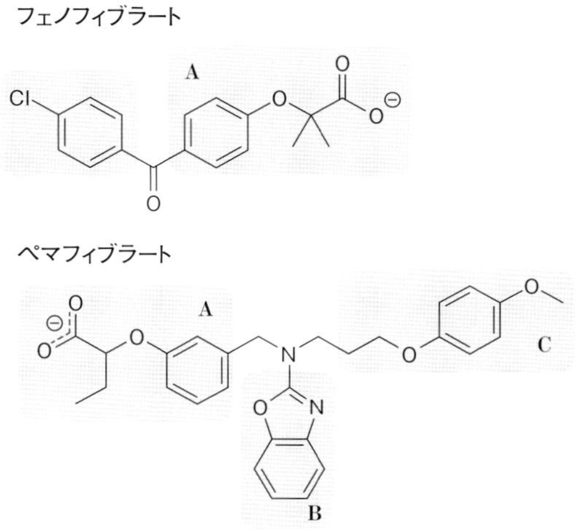

3) 作用メカニズム—構造の特徴から作用特性まで

フェノフィブラート

ペマフィブラート

図1 フェノフィブラートとペマフィブラートの構造

（文献6より引用改変）

見るとペマフィブラートとフェノフィブラートは似ても似つかないように
感じられ，ペマフィブラートをフィブラートと呼んでいいのかと考えてし
まう。PPARαのリガンド結合部位はY字型であり，ヘリックスH3，H5，
H7，H11，H12およびβストランドS3，S4で囲まれたリガンド結合ドメイ
ンの中心に位置する。

　QM/MM計算から導いたリガンド（ペマフィブラートおよびフェノフィブ
ラート）-PPARα結合構造には興味深い違いがある。フェノフィブラートは
アームⅠの空間に入り込む。そこで，AF-2ヘリックスH12内のアミノ酸残
基と相互作用する。Y字型の構造を示すペマフィブラートはヘリックス3と
βシートの間に位置するアームⅡを含むリガンド結合ポケットの領域すべ
てを占有する（図1，2）。

　ペマフィブラートはPPARαのリガンド結合ドメインの領域A，B，Cと
結合し，リガンド結合ドメインに作られる空間に完全にフィットする。し
かしながら，フェノフィブラートはAの領域にある空間にはまり，BやCの

55

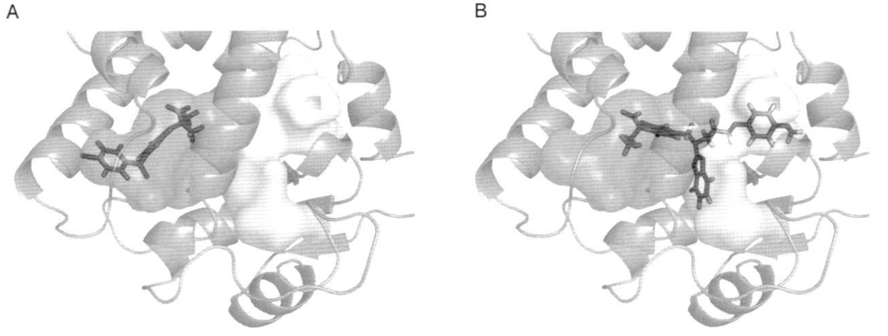

1 SPPARMαとは?

図2 フィブラートとPPARαの結合モデル

A：フェノフィブラートとPPARα，B：ペマフィブラートとPPARα

（文献6より引用改変，カラー図譜参照）

領域の空間は空白になる。ペマフィブラートはPPARαのA領域のSer280（H4），Tyr314（H6），His440（H11），およびTyr464（H12）と結合し，リガンド結合ポケットの表面上にある他の残基とも強い相互作用を持つ（**図3B**）。特に，ペマフィブラートのアミノベンズオキサゾール部位はB領域にあるCys276およびVal332と相互作用する。同様に，D環を持つフェノキシアルキル基はB領域のThr279と，C領域のTyr334，Met220と相互作用する。さらに，ペマフィブラートのCOO-基もまた，A領域のGln277と相互作用する。これらの相互作用はすべて，フェノフィブラートに結合したPPARαにはほとんど存在しない（**図3A**）。相互作用パターンの相違から，ペマフィブラートがPPARαと強く相互作用することを示している。

ペマフィブラートもフェノフィブラートも4つのアミノ酸Ser280，Tyr314，His440，Tyr464と水素結合を介し，リガンド結合ポケット内で結合する（**図3**）。この結合が，両リガンドとPPARαのリガンド結合ポケットの結合にとっても重要である。実際，これらアミノ酸を変異させたPPARαでは，2つのリガンドによる活性化はキャンセルされる。

56

3) 作用メカニズム―構造の特徴から作用特性まで

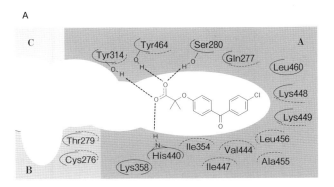

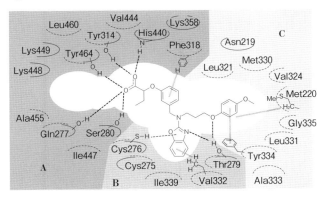

図3 フィブラートとPPARαリガンド結合ポケット内での結合モデル
A：フェノフィブラートとPPARα, B：ペマフィブラートとPPARα

(文献6より引用改変)

ペマフィブラートPPARα/PGC-1α複合体活性化

　PGC-1αのような共役因子がリガンドとPPARαのような核内受容体と結合する際には，LXXLLモチーフを介する（**図4**）。
　PPARα，ペマフィブラート，PGC-1αとの結合を詳細に解析した[6]。Val306はファンデルワールス相互作用を介してPGC-1α中のいくつかのア

1 SPPARMαとは？

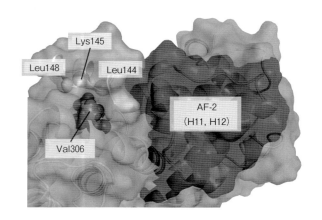

図4 PPARαのAF-2界面と共役因子の構造モデル

共役因子のLXXLLモチーフとPPARαのAF-2界面との結合に含まれるVal306の結合モデル
（文献6より引用改変，カラー図譜参照）

ミノ酸と直接相互作用する。FMO解析から，フェノフィブラートとPPARαに結合しているときに比べ，ペマフィブラートがPPARαと結合しているときのほうがPPARαはPGC-1αと強く結合する。PPARαのVal306をAlaに変異させると，ペマフィブラートによるPPARα/PGC-1αの活性化は完全にキャンセルされる。一方，フェノフィブラートは活性化できる。したがって，ペマフィブラートによるPPARα活性化にはVal306が重要であり，PPARαをPGC-1αに結合させるプロセスに大きく関与することが想定される。

まとめ

リガンドと受容体の結合は多くの場合，リガンドと結合がよりフィットする状態であるときに受容体蛋白質の立体構造が適切に変化し，転写因子として完全な活性化体の機能を発揮することができる。このことを，"induced fit concept"と呼ぶ。

実際，PPARαとリガンドの結合は，リガンド結合ドメインの構造全体がリガンド誘導的な安定化を引き起こし，よりPPARαがコンパクトで安定化

3）作用メカニズムー構造の特徴から作用特性まで

した構造になる。それに伴い，PGC-1αのようなコアクチベーターが結合するPPARαのAF-2界面の構造が，結合に安定な形に変化する。その結果，PPARαとPGC-1αの結合が強固になり，活性を大きく上昇させることになる。このようにして，induced fit conceptがPPARαの転写活性化能をより増強させる。

*In silico*での解析から，リガンド結合がフェノフィブラートを用いた場合よりも，ペマフィブラートでリガンド結合ポケット全体をより安定化させることが示されている。リガンド結合ポケットにおけるこの大きなコンフォメーション変化は，その後，十分に安定化されたAF-2界面に反映される。*In vitro*アッセイ分析に伴うFMO計算は，ペマフィブラート結合PPARαがPGC-1αと効率的に相互作用することを示している。Val306は，PGC-1αコアクチベーターとのこの高められたAF-2界面相互作用において重要な役割を果たす。

ペマフィブラートの特別に調整された3つのファルマコフォアは，PPARαのリガンド結合ドメインへの結合におけるより小さいフェノフィブラートよりも有利である。*In silico*法に基づく第一原理計算を用いて，ペマフィブラートによるPPARαの活性化の結合様式の新しいパターンを明らかにした。ペマフィブラートがSPPARMαとして機能する理由は，リガンド結合ポケットの3領域すべてと相互作用することによる。フェノフィブラートと比較して，ペマフィブラートの結合はよりリガンド結合ポケットを安定化させ，AF-2界面を変化させ，PGC-1α共役因子との相互作用をより強固にする。

1 SPPARMαとは？

● 文 献

1) Fruchart JC: Selective peroxisome proliferator-activated receptor α modulators (SPPARMα): the next generation of peroxisome proliferator-activated receptor α -agonists. Cardiovasc Diabetol 12: 82, 2013

2) Takei K et al: Selective peroxisome proliferator-activated receptor-α modulator K-877 efficiently activates the peroxisome proliferator-activated receptor-α pathway and improves lipid metabolism in mice. J Diabetes Investig 8: 446-452, 2017

3) Raza-Iqbal S et al: Transcriptome Analysis of K-877 (a Novel Selective PPARα Modulator (SPPARMα))-Regulated Genes in Primary Human Hepatocytes and the Mouse Liver. J Atheroscler Thromb 22: 754-772, 2015

4) Takei K et al: Effects of K-877, a novel selective PPARα modulator, on small intestine contribute to the amelioration of hyperlipidemia in low-density lipoprotein receptor knockout mice. J Pharmacol Sci 133: 214-222, 2017

5) Araki M et al: The Peroxisome Proliferator-Activated Receptor α (PPARα) Agonist Pemafibrate Protects against Diet-Induced Obesity in Mice. Int J Mol Sci 19: 2148, 2018

6) Yamamoto Y et al: Molecular association model of PPARα and its new specific and efficient ligand, pemafibrate: Structural basis for SPPARMα. Biochem Biophys Res Commun 499: 239-245, 2018

1　SPPARMαとは？

4) 世界におけるSPPARMα開発の最先端

石橋 俊

　スタチンの心血管イベント抑制効果は約3割にとどまり，残りの7割をどのように抑制するかが現在の課題である。高トリグリセライド（TG）はその残存リスク改善の有力な治療標的候補である。

　選択的PPARαモジュレーター（SPPARMα）は，脂質異常症や脂肪肝への有効性が高く，肝障害，血清クレアチニンやホモシステインの増加等の副作用が少ないPPARαアゴニストであり，ペマフィブラート（K-877，商品名パルモディア）は，SPPARMα第一号というべき薬剤である[1]。ペマフィブラートはPPARαに対して最も高活性かつ高選択性であり，フェノフィブリン酸に比して，PPARαのリガンド結合ポケットを形成するアミノ酸とより多数の相互作用を示す結果と解釈される[2]。

ペマフィブラートの非臨床試験成績

　ペマフィブラートは既存のフィブラート薬に比較して，格段に高いPPARα活性化能とPPARα選択性を有する。CHO細胞を用いたルシフェラーゼレポーターアッセイ系で，ペマフィブラートは1.5nMという低いEC$_{50}$でPPARαを活性化し，PPARδやPPARγに比較して2,000倍以上の選択性を示した[3]。

　脂質異常症・動脈硬化に及ぼす影響について，種々のモデルで検討されている[4]。ウェスタンダイエットで飼育したヒトアポE2ノックイン（KI）マウスにおいて，血漿総コレステロール低下，non-HDL-C低下，TG低下，HDL-C増加，小腸アポB mRNA発現抑制，肝臓アポC-Ⅲ mRNA発現抑制効果等の点で，0.1mg/kgのペマフィブラートは250mg/kgのフェノフィブラー

61

トと同等か優れた効果を示した。動脈硬化病巣面積は，1mg/kgのペマフィブラートで250mg/kgのフェノフィブラートよりも強く抑制された。また，病変部のVCAM1，F4/80，IL-6のmRNA発現も有意に抑制され，抗炎症作用が認められた。

ペマフィブラートを投与した非アルコール性脂肪肝炎（NASH）モデルマウスでは，肝TG含量の低下と，炎症所見の改善が報告されている[5]。

ペマフィブラートの臨床試験成績

我々は，20〜74歳のTG≧200mg/dL，HDL-C＜50mg/dL（男性）または＜55mg/dL（女性）の脂質異常症（dyslipidemia）の患者を対象に，ペマフィブラートとフェノフィブラートを12週間投与した第Ⅱ相試験の結果を報告した[6]。ペマフィブラート0.05mg，0.1mg，0.2mg，0.4mg/日（1日2回）は，微粉化フェノフィブラート100mg/日に比して優れたTG低下効果を示した。HDL-C，VLDL-C，カイロミクロン-C，レムナントリポ蛋白C，アポA-Ⅰ，アポA-Ⅱ，アポB，アポC-Ⅲも有意に改善した。一方，ペマフィブラートの副作用発現率はフェノフィブラートの半分程度以下であった。

複数の臨床試験から，ペマフィブラートは既存のフィブラートで認められる肝機能検査値の上昇，血清クレアチニンおよびホモシステインの上昇を起こしにくいことが確認された。ALT，γGTPなどの肝機能検査値は，ペマフィブラートの投与によりむしろ低下しており，脂肪肝改善効果も期待される。

また，生活習慣病改善機能ホルモンとして注目されるFGF21の増加作用が，フェノフィブラートに比較して大きかった。24週の長期試験でもほぼ同等の効果が確認され[7]，ペマフィブラート0.2mg，0.4mgの有効性・安全性に関して，フェノフィブラートの最大用量200mgと比較した非劣性も示された[8]。

インスリンクランプ試験での結果によると，ペマフィブラートは肝臓でのブドウ糖取り込みを増加させた。したがって，肝臓におけるインスリン感受性を増強する作用が推定された[9]。脂質異常症を伴う2型糖尿病患者にペマフィブラートを投与しても，従来の試験と同様な脂質異常症や肝機能

の改善効果が認められた[10]。

　ペマフィブラートはスタチンとの併用でも，非併用時と同様の有効性と安全性を示した[11]。限られた臨床試験の成績からではあるが，ペマフィブラートはスタチン併用による筋障害などの臨床上問題となる懸念は認められなかった。また，食後高脂血症の改善作用，HDLによるコレステロール引き抜き能の増加作用等も認められている[12]。

● 文 献

1) Yamazaki Y et al: Design and synthesis of highly potent and selective human peroxisome proliferator-activated receptor alpha agonists. Bioorg Med Chem Lett 17: 4689-4693, 2007

2) Yamamoto Y et al: Molecular association model of PPARα and its new specific and efficient ligand, pemafibrate: Structural basis for SPPARMα. Biochem Biophys Res Commun 499: 239-245, 2018

3) Raza-Iqbal S et al: Transcriptome Analysis of K-877 (a Novel Selective PPARα Modulator (SPPARMα))-Regulated Genes in Primary Human Hepatocytes and the Mouse Liver. J Atheroscler Thromb 22: 754-772, 2015

4) Hennuyer N et al: The novel selective PPARα modulator (SPPARMα) pemafibrate improves dyslipidemia, enhances reverse cholesterol transport and decreases inflammation and atherosclerosis. Atherosclerosis 249: 200-208, 2016

5) Honda Y et al: Pemafibrate, a novel selective peroxisome proliferator-activated receptor alpha modulator, improves the pathogenesis in a rodent model of nonalcoholic steatohepatitis. Sci Rep 7: 42477, 2017

6) Ishibashi S et al: Effects of K-877, a novel selective PPARα modulator (SPPARMα), in dyslipidaemic patients: A randomized, double blind, active- and placebo-controlled, phase 2 trial. Atherosclerosis 249: 36-43, 2016

7) Ishibashi S et al: Efficacy and safety of pemafibrate (K-877), a selective peroxisome proliferator-activated receptor α modulator, in patients with dyslipidemia: Results from a 24-week, randomized, double blind, active-controlled, phase 3 trial. J Clin Lipidol 12: 173-184, 2018

8) Arai H et al: Efficacy and Safety of Pemafibrate Versus Fenofibrate in Patients with High Triglyceride and Low HDL Cholesterol Levels: A Multicenter, Placebo-Controlled, Double-Blind, Randomized Trial. J Atheroscler Thromb 25: 521-538, 2018

9) Matsuba I et al: Effects of a novel selective peroxisome proliferator-activated receptor-α modulator, pemafibrate, on hepatic and peripheral glucose uptake in patients with hypertriglyceridemia and insulin resistance. J Diabetes Investig 9: 1323-1332, 2018

1 SPPARMαとは?

10) Araki E et al: Effects of Pemafibrate, a Novel Selective PPAR α Modulator, on Lipid and Glucose Metabolism in Patients With Type 2 Diabetes and Hypertriglyceridemia: A Randomized, Double-Blind, Placebo-Controlled, Phase 3 Trial. Diabetes Care 41: 538-546, 2018

11) Arai H et al: Efficacy and safety of K-877, a novel selective peroxisome proliferator-activated receptor α modulator (SPPARMα), in combination with statin treatment: Two randomised, double-blind, placebo-controlled clinical trials in patients with dyslipidaemia. Atherosclerosis 261: 144-152, 2017

12) Yamashita S et al: Effects of pemafibrate (K-877) on cholesterol efflux capacity and postprandial hyperlipidemia in patients with atherogenic dyslipidemia. J Clin Lipidol 12: 1267-1279.e4, 2018

2 SPPARMαの臨床

1) 高TG血症に対して
（高レムナント血症，small dense LDLも含めて）

平野 勉

はじめに

　フィブラート薬は高トリグリセライド（TG）血症治療薬の代表的なものであり，そのTG低下効果も高い。しかし，動脈硬化性心血管症（ASCVD）抑制効果は決して満足のいくものではなく，たとえ高TG症があったとしても，LDLコレステロール（LDL-C）低下薬であるスタチンがASCVD抑制の目的では推奨されている[1]。

　LDL-CがASCVDの最大の原因物質であることは異論のない事実であるが，それではTGはいかにASCVDに関わるのだろうか。その鍵を握るのが，TGと深い関係にあるレムナントリポ蛋白（以下レムナント）とsmall dense LDLである。フィブラートは，この動脈硬化惹起性の強いリポ蛋白を特異的に減少させる。しかし，従来のフィブラートではスタチンとの併用が原則禁忌とされていた理由で，フィブラートの利点が発揮されていなかった。

　SPPARMα（選択的PPARαモジュレーター）のペマフィブラートは，スタチンとの併用治験も行われており[2]，今後ハイリスクの症例を中心に積極的に併用されると見込まれる。本項では，高TG血症，レムナント，small dense LDLの関係，各々に対するフィブラート薬，およびフィブラート薬とスタチン併用の効果について概説する。

　なお，SPPARMαのヒトにおけるTG-リッチリポ蛋白（TRL）の代謝回転研究は現時点で発表がないので，従来のフィブラート薬の結果をレビューする。

高TG血症の成因

TGは，肝臓で作られアポB100を骨格蛋白とするVLDLと，腸で食後に合成されアポB48を骨格蛋白とするカイロミクロンにより，血中で運搬される。高TG血症は，両リポ蛋白の分泌過剰や異化障害で生じる。両TG担体は生成部位が異なり，それぞれの生成に関わる要因も異なるが，共通した部分もある。

インスリン抵抗性では脂肪動員が亢進し，遊離脂肪酸（FFA）の過剰な流入は肝臓，小腸ともにVLDLあるいはカイロミクロンの生成を促進する。異化に関しては，両リポ蛋白とも毛細血管に存在するLPL活性が律速的に作用する。LPLをめぐって両リポ蛋白は競合するため[3]，カイロミクロンの増加はVLDLの異化を低下させるし，その逆もある。空腹時TGを規定しているのはVLDLであり，その代謝を中心に説明する。

VLDL代謝

VLDL生成亢進は，主にTGの原料である脂肪組織からのFFAの肝臓への流入の増加と，肝臓における新規脂肪合成（de novo lipogenesis: DNL）亢進が原因である。内臓脂肪から動員されたFFAは直接門脈に流入するため，肝臓でのTG合成が高まる。これがVLDLの分泌亢進に結びつき，さらに脂肪肝の原因にもなる。

VLDLは肝細胞内で生成されたTG，エステル型コレステロールの脂質成分とアポB100が組み合わさって形成される。VLDLの分泌は，アポB遺伝子の増加より脂肪生成に制御される。TGのアポBとの結合にはミクロゾームトリグリセリド転送蛋白（MTP）が必要だが，インスリン抵抗性や肥満ではMTP合成が亢進しVLDL構築が促進する。高インスリン血症ではDNLが促進され，これがVLDL-TGの合成を促進させるが，VLDL-TGの大部分はFFA由来とされている[4]。

VLDLには，TGに富み大型のVLDL1と，それより小型のVLDL2がある。肝臓でTGの生成が亢進するとVLDL1分泌が優先的に亢進する。インスリ

1) 高TG血症に対して（高レムナント血症，small dense LDLも含めて）

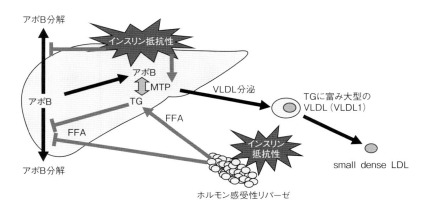

図1 インスリン抵抗性によるVLDL過剰分泌のメカニズム
FFA：遊離脂肪酸
MTP：ミクロゾームトリグリセライド転送蛋白

ン抵抗性状態ではVLDL1生成が増加するが，小型のVLDL2生成はその影響を受けない。インスリン抵抗性によるVLDLの過剰分泌のメカニズムを図1に示した[5]。

　VLDL異化障害もTG上昇の原因となる。TG分解の律速酵素であるLPLの活性が低下するとTGの担体であるカイロミクロンとVLDLが増加する。アポC-IIIはLPL活性を阻害する。VLDLやIDLの一部はLDL受容体により取り込まれるが，アポC-IIIはこの取り込みも阻害する。したがって，アポC-IIIの増加は全般的な高TG血症の原因となる。

PPARαアゴニスト（フィブラート）のVLDL代謝に及ぼす影響

　フィブラートは強力に血清TGを低下させ，TGの前値が高いほどその低下率は大きい。TG低下は空腹時のみならず食後にも及ぶ。TG低下の主な原因はLPLの生成亢進とアポC-IIIの生成抑制による[6]。

　PPARαは，肝臓での脂肪酸のβ酸化を促進してTG合成を抑制すること

が知られている。TG合成はVLDLの骨格蛋白であるアポBの細胞内分解を抑制してVLDL構築を促進させるため、フィブラートによるTG合成抑制はVLDL分泌を抑制するはずである。しかし、今までヒトで行われた代謝回転研究において、フィブラートのVLDLの分泌抑制効果は明確に示されていない[7]。フィブラートはVLDL1、VLDL2の肝臓からの分泌にも影響を与えない。

　VLDLは、TG分解（lipolysis）と粒子の肝臓への取り込み（particle uptake）で異化される。前者ではLPLが、後者では肝臓のレセプターがキープレイヤーである。粒子数を表すVLDL-アポBとVLDL-TGを区別してみると、フィブラートはVLDL-TGは一貫して低下させるが、VLDL-アポBの低下はそれより弱い。すなわちlipolysisが主体である。VLDL1、VLDL2の亜分画は平等に低下させる。

レムナントリポ蛋白

　レムナント（遺残）リポ蛋白はTRLの中間代謝産物であり、カイロミクロンレムナントとVLDLレムナントがある。後者の代表がIDLである。レムナントは粒子径が小さく大血管内皮の細胞間隙をくぐれる大きさであり、コレステロール含有量が相対的に多いことから、動脈硬化惹起性リポ蛋白と考えられている。

　Nordestgaardら[8]は、TRLのコレステロールを便宜上"レムナントコレステロール"と名付けた。レムナントコレステロールは総コレステロール（TC）－LDL-C－HDL-Cで計算され、原則的に非空腹時に測定される（図2）。このレムナントコレステロールは、LDL-Cと同様にASCVDの優れた予知因子であること、さらにはLDL-Cで認められなかった総死亡とも相関を有し注目されている[9]。しかしNordestgaardらが提唱する"レムナントコレステロール"はカイロミクロンやVLDLのコレステロールも入るため、レムナントの語源から逸脱した用語である（図2）。TGが400mg/dL以上の顕性カイロミクロン血症を除けば、とりあえずカイロミクロンのコレステロールの影響を軽減できるが、血管壁に侵入できない大型VLDLのコレステロー

1) 高TG血症に対して (高レムナント血症, small dense LDL も含めて)

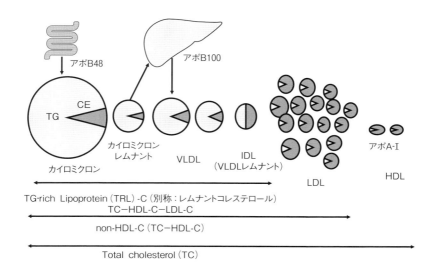

図2 リポ蛋白におけるコレステロールの分布

ルは測り込むことになる。

"レムナントコレステロール"と混同されやすいものが、レムナント様リポ蛋白 (RLP)-C である。原法は、アポA-IとアポB100の抗体に結合しないリポ蛋白であるカイロミクロンレムナントの測定法として開発された[10]。しかし、実際はアポB100含有リポ蛋白が多く含まれており、大型VLDLも測り込むことがわかった。最近では、免疫法ではなく自動分析機で測定可能なホモジーニアス法で測定されることが多い。この方法では主にVLDLを主体に測定されていて、本来のレムナントであるカイロミクロンレムナントやIDLを特異的に測定しているとは言い難い。

RLP-Cの空腹時TGとの強い相関は、内因性TG担体であるVLDLを測定していることを示している。アポB48は、純粋に外因性TG担体のカイロミクロンおよびそのレムナントを表す。空腹時のアポB48は長時間血中に滞在したカイロミクロンレムナントを示すが、その蛋白量は少なく、動脈硬化の原因としての評価は定まっていない。

2 SPPARMαの臨床

フィブラートのレムナントに及ぼす影響

いわゆる"レムナントコレステロール"はTRL-Cのことであるため，フィブラートのTG低下は，"レムナントコレステロール"の低下とほぼ一致する。フィブラートのTG低下は，VLDLを主体としたRLP-Cの低下ともほぼ一致する。

RLP-CやTRL-Cがフィブラートで減少しても，必ずしも古典的なVLDLレムナントであるIDLの減少に結びつかない場合がある。VLDLレムナントを超遠心法で浮上係数により分類し，VLDLレムナントをSf100-60と定義すると，この分画はフィブラートで増加し，その原因は大型VLDL（Sf400-100）の異化（FCR）亢進に起因していた[11]。

フィブラートはVLDL-IDL-LDL脂質分解カスケードを促進し，IDL，LDLの生成速度（PR）が増加する結果，IDLとLDLが上昇する。しかし，多くの場合IDLの直接肝臓への取り込みも増加するため，IDLは低下する。このIDLの取り込み促進には，フィブラートのアポC-Ⅲ生成抑制とLPL生成亢進が関わっている。

small dense LDL（sdLDL）

Austin，Kraussらは電気泳動法を用いて平均のLDL粒子直径を測定し，直径の小さい25.5nm以下のものをsmall dense LDL（sdLDL）と規定し，これを主に有するヒトをパターンB，25.5nm以上のLDLを有するヒトをパターンAとした[12]。その結果，パターンAに比しパターンBで心血管疾患（CVD）の発症が3倍も高率であることを見出した。

粒子サイズと超遠沈法による粒子密度との間には強い相関があり，粒子が小型であるということはそのまま比重が重いことを意味する。sdLDLは，比重1.044～1.063g/mLに相当する。LDL粒子サイズと直結した組成上の変化は，LDL中のコレステロールの減少であり，蛋白成分であるアポBに対し脂質成分のコレステロールが少ないのがsdLDLの特徴である。

1) 高TG血症に対して（高レムナント血症，small dense LDLも含めて）

　　sdLDLは，正常サイズのLDLに比べてLDL受容体に対する結合親和性が低いため，血中滞在時間は大幅に延長している。酸化を防止する脂溶性ビタミンも乏しいため，酸化されやすい。sdLDLは，粥状動脈硬化の主因である酸化LDLの好い原料になると考えられている。

　　sdLDLがいかにして生成されるかには諸説あるが，血清TGの上昇がLDLの小粒子化に最も密接に関連している[5]。高TG血症下ではVLDLのTGとLDLのコレステロールが脂質転送を行い，LDLのコレステロールが減少してsdLDLが生成される。肝性リパーゼ（HL）はTGリッチなLDLを水解して脂質成分に乏しいLDLを生成するため，HL活性の上昇はsdLDLの増加の原因となる。

　　LDLサイズは空腹時のTGのみならず食後TGとも負に相関する。このことは，LDLをとりまくTGの濃度依存性にLDLの小型化が起こることを示唆する。インスリン抵抗性も，TG代謝と関連してLDLを小型化する。

フィブラートのsdLDLに及ぼす影響

　　TGはLDLサイズの最強の説明変数であり，小型LDLを大型化させるためには，TGを低下させることが重要である。フィブラートは代表的なTG低下薬であり，LDLサイズが大型化する。

　　我々はフィブラート薬を3年間投与し，LDLサイズを毎年測定した[13]。図3に示すように，ベザフィブラートはTGを著明に低下させるとともにLDLサイズを有意に増大させ，その効果は3年間にわたって維持された。TGの低下はLDLサイズの増大と強く相関し，TGとLDLサイズの逆相関関係が明確に示された。

　　一般的にTGはLDL-Cとは相関しないが，sdLDL-Cとは有意な正相関を示す。前述したように，高TG血症はLDLサイズを小型化させる。それならばすべての高TG血症でLDLが小粒子化して，CVDが増加するはずである。しかし実際はそうではない。重症の高TG血症を示す高カイロミクロン血症では，CVDの発症頻度は高くない。LDL-Cが極めて低値であることが，その理由に挙げられる。

71

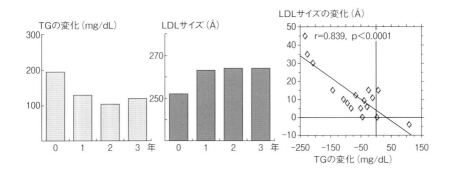

図3 3年間にわたるベザフィブラート投与によるTGとLDLサイズの変化

LDL Windowとフィブラート

　sdLDLの認知により，LDL中のコレステロールが乏しいLDLのほうが動脈硬化惹起性が強いこと，LDL粒子数がLDL-CよりCVDと密接に関連することが判明した。そこでLDLの動脈硬化性を2つの事象で判定することにし，LDL Windowと名付けた[14]。

　LDL WindowはLDLの粒子数とLDLサイズよりなる（**図4**）。LDL粒子数は血清のアポB濃度でおよそ推定できる。LDLサイズはTG濃度が最強の説明変数である。すなわちアポBが高くかつTGが高い場合，sdLDLが増加していると判断して間違いない。実際，アポB正常かつTG正常ではsdLDL-Cは20mg/dLであったが，両者が高い場合には50mg/dLに上昇していた。

　図5はスタチンとフィブラートのLDL亜分画への影響を調べた結果である[15]。スタチンはLDL受容体を増やしLDL粒子数を減少させるため，アポBが著明に低下する。LDLサイズは変化させない。LDL-Cの低下は，sdLDLも大型LDLも同等である。フィブラートはLDLを大型にするため，sdLDL-Cを選択的に低下させる。LDL-CやアポBを低下させる効果は弱い。

1) 高TG血症に対して (高レムナント血症, small dense LDLも含めて)

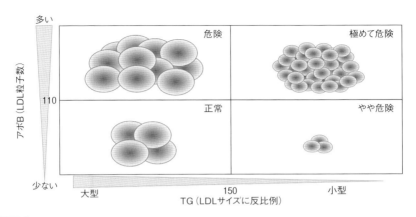

図4 LDL Window

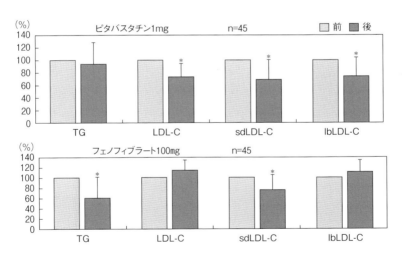

図5 スタチンまたはフィブラートによるLDL亜分画の変化
lbLDL-C: large buoyant LDL-C

2 SPPARMαの臨床

　フィブラートとスタチンの併用は，単独よりさらにsdLDL-Cを低下させることが予想される。したがって，sdLDLを低下させるには，LDLの大型化とLDL粒子数の低下を期待して，フィブラートとスタチンの併用が有効である。しかし，この組み合わせは特に腎機能低下症例においては横紋筋融解症の危険性があり，従来のフィブラートでは勧められていなかった。

ペマフィブラートとsdLDL

　ペマフィブラートのLDL亜分画に対する効果はIshibashiらが報告している[16]。他のフィブラートと同様にsdLDL-Cを低下させ，大型のLDL-Cを増加させる結果であった。

　原則禁忌となっているフィブラートとスタチンの併用であるが，ペマフィブラートは発売前の段階から併用を見据えて臨床治験を行っており，その結果は既に論文にまとめられている[2]。横紋筋融解症は皆無であり，筋肉の障害もプラセボと同等であった。

　併用の効果は，スタチンの弱点であるTG低下作用をフィブラートが補完して，生活習慣病者に多いⅡb型高脂血症を是正するのに優れていた。

　この治験ではsdLDL-Cへの作用は調べられていないが，TGとLDL-C低下が同時に生じれば，sdLDL-Cが著明に低下すると容易に予測できる。今後，市販後調査などで確認が必要である。

おわりに

　TGはレムナントコレステロールとして，また小型LDL形成の原因として動脈硬化に関与する。SPPARMαのペマフィブラートは，レムナントコレステロールを低下させ，sdLDLを減少させる。この作用はスタチン存在下で効率よく発揮されるため，両者の併用がASCVDを抑制する可能性は高いと思われる。

1) 高 TG 血症に対して（高レムナント血症，small dense LDL も含めて）

● 文 献

1) Hegele RA et al: The polygenic nature of hypertriglyceridaemia: implications for definition, diagnosis, and management. Lancet Diabetes Endocrinol 2: 655-666, 2014

2) Arai H et al, K-877 Study Group: Efficacy and safety of K-877, a novel selective peroxisome proliferator-activated receptor α modulator (SPPARMα), in combination with statin treatment: Two randomised, double-blind, placebo-controlled clinical trials in patients with dyslipidaemia. Atherosclerosis 261: 144-152, 2017

3) Brunzell JD et al: Evidence for a common, saturable, triglyceride removal mechanism for chylomicrons and very low density lipoproteins in man. J Clin Invest 52: 1578-1585, 1973

4) Choi SH, Ginsberg HN: Increased very low density lipoprotein (VLDL) secretion, hepatic steatosis, and insulin resistance. Trends Endocrinol Metab 22: 353-363, 2011

5) Hirano T: Pathophysiology of Diabetic Dyslipidemia. J Atheroscler Thromb 25: 771-782, 2018

6) Staels B et al: Mechanism of action of fibrates on lipid and lipoprotein metabolism. Circulation 98: 2088-2093, 1998

7) Shah A et al: The effect of PPAR-alpha agonism on apolipoprotein metabolism in humans. Atherosclerosis 210: 35-40, 2010

8) Nordestgaard BG: A New Start for Triglycerides and Remnant Cholesterol-Nonfasting. Clin Chem 63: 1418-1419, 2017

9) Nordestgaard BG: Triglyceride-Rich Lipoproteins and Atherosclerotic Cardiovascular Disease: New Insights From Epidemiology, Genetics, and Biology. Circ Res 118: 547-563, 2016

10) Nakajima K et al: Cholesterol in remnant-like lipoproteins in human serum using monoclonal anti apo B-100 and anti apo A-I immunoaffinity mixed gels. Clin Chim Acta 223: 53-71, 1993

11) Shepherd J et al: Apolipoprotein A and B (Sf 100-400) metabolism during bezafibrate therapy in hypertriglyceridemic subjects. J Clin Invest 74: 2164-2177, 1984

12) Austin MA et al: Atherogenic lipoprotein phenotype. A proposed genetic marker for coronary heart disease risk. Circulation 82: 495-506, 1990

13) Hirano T et al: Long-term efficacy of bezafibrate on reduction of small, dense low-density lipoprotein by hypotriglyceridemic action. Curr Ther Res 61: 127-136, 2000

14) Hayashi T et al: Method for estimating high sdLDL-C by measuring triglyceride and apolipoprotein B levels. Lipids Health Dis 16: 21, 2017

15) Tokuno A et al: The effects of statin and fibrate on lowering small dense LDL-cholesterol in hyperlipidemic patients with type 2 diabetes. J Atheroscler Thromb 14: 128-132, 2007

16) Ishibashi S et al: Effects of K-877, a novel selective PPARα modulator (SPPARMα), in dyslipidaemic patients: A randomized, double blind, active- and placebo-controlled, phase 2 trial. Atherosclerosis 249: 36-43, 2016

2 SPPARMαの臨床

2) 低HDL-C血症に対して

杜 隆嗣　　平田 健一

はじめに

　ペルオキシソーム増殖剤活性化受容体α（PPARα）は主に肝臓に発現している核内受容体であり，脂質代謝に関わる遺伝子発現の調節に関与している。特に高比重リポ蛋白（HDL）代謝に関しては，HDLの主要なアポ蛋白であるアポリポ蛋白A-I（アポA-I）や，HDL新生において重要な役割を果たすATP-binding cassette transporter A1（ABCA1）がPPARαの標的遺伝子となる。選択的PPARαモジュレーター（selective PPARα modulator: SPPARMα）として開発されたペマフィブラートは優れたトリグリセライド（TG）降下作用とともに，HDLコレステロール（HDL-C）増加作用を有する。

　一方，HDLは量のみならず質も重要であることがわかってきた。コレステロール逆転送系の最初のステップを反映するHDLのコレステロール引き抜き能が，HDL-Cよりも冠動脈疾患のリスク層別化により有用であるという報告が相次いでいる。ペマフィブラートはHDLのコレステロール引き抜き能を改善することが明らかにされている。本項では，ペマフィブラートによるHDL-C増加作用とHDL機能改善作用について概説する。

HDLとコレステロール逆転送系

　HDLは末梢組織から余剰コレステロールを回収し，肝臓に転送して排泄するコレステロール逆転送に関わっている。コレステロールはエネルギー源として利用されることがなく，肝臓やステロイド合成器官を除いた大部分の末梢臓器ではコレステロール排泄機構を持たないため，コレステロー

2）低HDL-C血症に対して

ル逆転送系は生体におけるコレステロールホメオスタシスに重要な役割を担っている。

HDLの蛋白成分の70％は肝や小腸で合成されるアポA-Iで占められている。アポA-Iはマクロファージなどの末梢細胞膜上に存在するABCA1との相互作用によりリン脂質（PL）や遊離コレステロール（FC）を引き抜き，円盤状の原始HDLとなる（図1）。原始HDLのFCはlecithin-cholesterol acyltransferase（LCAT）の作用により疎水性のコレステロールエステル（CE）となり，HDL中心部に組み込まれ，CEに富む球状のHDL3となる（図1）。さらにABCG1やscavenger receptor BI（SR-BI）を介して細胞表面のFCを取り込み，大型のHDL2へと成熟する。

ヒトではHDL中のCEの約7割は，コレステロールエステル転送蛋白（CETP）の作用により超低比重リポ蛋白（VLDL）や低比重リポ蛋白（LDL）などのアポB含有リポ蛋白へ転送され，LDL受容体やVLDL受容体を介して肝臓に回収される。一方，肝臓に発現するSR-BIを介して直接回収される経路も存在する（図1）。

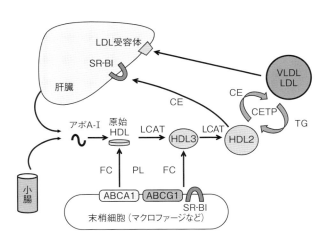

図1 HDLとコレステロール逆転送系

HDL コレステロール引き抜き能

　多くの観察・疫学的研究によって，HDL-C値は心血管疾患の負の危険因子であることが明らかにされてきたが，一方でコレステロール逆転送系のスナップショットに過ぎず，必ずしも高いだけでよいわけではないことが近年，明らかになってきた。一方，HDL粒子機能の指標であるコレステロール引き抜き能が，HDL-Cよりも冠動脈疾患のリスク層別化により有用であるという報告が相次いでいる。

　コレステロール引き抜き能とは，コレステロール逆転送系における最初のステップを生体外で再現した指標である。その評価法の一連の流れは図2に示す通りである。まず，アイソトープでラベルしたコレステロールを，マクロファージにあらかじめ取り込ませる。続いて，被験者より分離したHDLを添加し，培養液中に放出されたコレステロールをシンチレーションカウンターで測定する。

　冠動脈疾患患者442人とコントロール351人を対象にした横断研究による

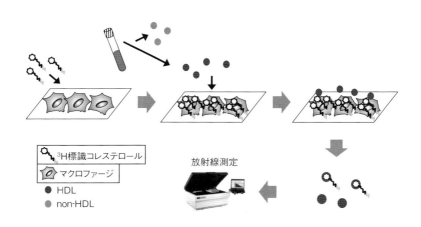

図2 コレステロール引き抜き能の測定法

と，年齢および性別で補正した1SD増加あたりの冠動脈疾患罹患率のオッズ比は，コレステロール引き抜き能で有意に低値であった[1]。一方，1993～1997年にかけ行われたEPIC-Norfolk試験参加者を2009年までフォローし，冠動脈疾患を発症した1,745人と発症しなかった1,749人を比較した検討では，コレステロール引き抜き能について三分位に分類すると，冠動脈疾患発症率と有意な逆相関が認められている[2]。

SPPARM αによるHDL-C増加作用

フィブラート系薬は血中のTGを低下させるとともに，HDL-Cを上昇させる。高TG血症ではTG-richリポ蛋白の増加に伴い，CETPの作用によりHDL中のTGは増加するとともにコレステロールエステルが減少し，さらにHDL中のTGが加水分解されることで，コレステロール含有量の少ない小型のHDLが増加する[3]。フィブラート系薬によるTGの減少は，このプロセスを抑制することで，HDL-Cの上昇をもたらす。

一方，TGの減少とは独立して，HDLを上昇させる機序も明らかになっている[4]。フィブラート系薬は主に肝臓に発現している核内受容体であるPPARαにアゴニストとして作用して，HDLの主要なアポリポ蛋白であるアポA-IおよびA-IIの遺伝子発現を増強し，直接的にHDLの生合成を促進する[5-7]。また，アポA-Iにリン脂質を付加することによりpre β HDLを形成し，末梢への安定したHDLの供給に重要な役割を果たす肝臓のABCA1の発現も増強する[8]。さらにフィブラート系薬は小腸のPPARαへも作用し，同様に新生HDLの増加を促すとの報告もある[9]。

ペマフィブラートは高活性かつ高選択なPPARαモジュレーターであることより，より強いアポA-I遺伝子の発現増強作用を有していることが想定される。実際に，ペマフィブラートは優れたTG低下作用を有するのみならず，HDL-C増加作用を示すとされている。ヒトのアポA-I遺伝子を導入したマウスを用いた検討では，ペマフィブラートはフェノフィブラートよりも血液中のアポA-I濃度を増やすことが明らかにされた[10]。また，ヒト初代培養肝細胞を用いた検討では，ペマフィブラートは効率的にABCA1の遺伝

2 SPPARMαの臨床

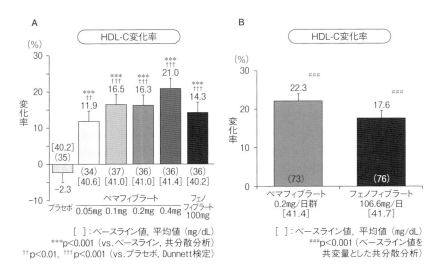

図3 第Ⅱ相（A）および第Ⅲ相（B）フェノフィブラートとの比較検証試験における空腹時HDL-Cのベースラインからの変化率

(A：文献12より，B：文献13より)

子発現を誘導することが示されている[11]。

 TG高値かつHDL-C低値を示す脂質異常症患者を対象にした第Ⅱ相フェノフィブラートとの比較検証試験では，12週間の投与によるHDL-Cの増加率は微粉化フェノフィブラートカプセル100mg/日で14.3%に対し，ペマフィブラートは0.2mg/日で16.3%，0.4mg/日では21.0%であった（**図3A**）[12]。また，第Ⅲ相試験でも24週間の投与によるHDL-Cの変化率は，フェノフィブラート錠106.6mgで17.6%であったのに対し，ペマフィブラート0.2mg/日では22.3%の増加を示している（**図3B**）[13]。特にアポA-IおよびアポA-IIの増加率については，フェノフィブラート錠106.6mgではそれぞれ15.0%および22.0%であったのに対し，ペマフィブラート0.2mg/日では18.8%および28.6%といずれも有意に高値であった[13]。ペマフィブラートは，既にHMG-CoA還元酵素阻害薬で治療中の脂質異常症患者においても，同程度のHDL-C増加作用を示すことが明らかにされている[14]。

2) 低HDL-C血症に対して

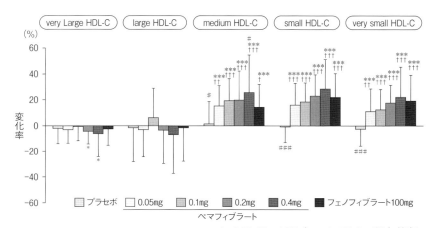

図4 ペマフィブラートによるHDL分画への効果

(文献12より)

さらにHDL分画について見ると、フェノフィブラート、ペマフィブラートともに増加したのはvery small, small, およびmedium HDLに含まれるコレステロールであった(**図4**)[12]。二次予防において、小型でコレステロール含有量の少ないHDL3-Cの減少が心筋梗塞および死亡率のリスクと関連するとの報告があり[15]、ペマフィブラートは特に小型のHDL分画を増加させることにより、冠動脈疾患に対し保護的に作用する可能性が示唆される。

SPPARM αによるHDL機能改善作用

また、ペマフィブラートは単にHDLの量を増加させるのではなく、HDLが末梢組織からコレステロールを引き抜くプロセスを賦活化することが明らかにされている。

最近、山下らが実際に脂質異常症患者において、ペマフィブラートがコ

81

2 SPPARMαの臨床

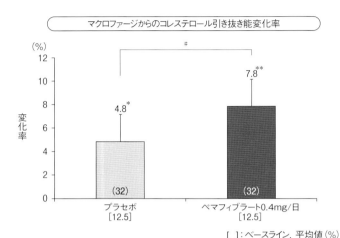

図5 ペマフィブラートによるHDLのコレステロール引き抜き能への影響

(文献16より)

レステロール引き抜き能に及ぼす影響について報告している[16]。血清TGが150mg/dL以上かつHDL-Cが男性で50mg/dL未満，女性で55mg/dL未満である20〜64歳を対象にプラセボとペマフィブラート（0.4mg/日）を4週間ずつ投与した2群2期クロスオーバー比較において，HDL-CおよびアポA-Iはペマフィブラートにより有意に上昇した（**図5**）[16]。ペマフィブラートの投与により増加したHDL分画は，超遠心法による分析ではHDLでは粒子サイズの小さなpre β1 HDLおよびHDL3-Cであった。HPLC法による分析でも，very small〜medium HDLが増加していた[16]。

　HDLによる末梢からのコレステロール引き抜きにおいて，特に小型のHDLがABCA1と相互作用する過程で移動するコレステロールが占める割合が高いとの報告がある[17]。ペマフィブラートは小型のHDLを増加させることで，コレステロール引き抜き能の改善に寄与していることが想定される。一方，上記の検討ではコレステロール引き抜き能はmedium HDL-Cの増加率と相関しており[16]，ABCG1を介したコレステロールの取り込み過程も向

2）低HDL-C血症に対して

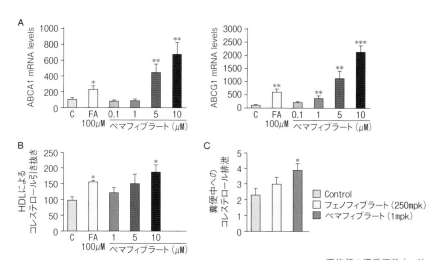

平均値±標準偏差（n=6）
*p<0.05 **p<0.01 ***p<0.001（vs. コントロール, Sheffe test）

図6 ペマフィブラートによるマクロファージへの影響

A：ペマフィブラートまたはフェノフィブラート（FA）をヒト初代培養マクロファージの培地に添加し，ABCA1およびABCG1の遺伝子発現量を測定した。
B：[3H]-コレステロールで標識したアセチルLDLをマクロファージに充填し，コレステロール充填中とその24時間前から，マクロファージに試験薬を添加した。マクロファージから流出した[3H]-コレステロールを測定した。
C：ペマフィブラートまたはフェノフィブラートを投与したヒトアポA-Iトランスジェニックマウスに，[3H]-コレステロール標識泡沫化マクロファージを腹腔内投与し，2日後に糞便中の[3H]-コレステロールを測定した。
（文献10より）

上させている可能性がある。

　一方，ペマフィブラートはHDL新生を促すのみならず，HDLへコレステロールを供給する側にも作用することが報告されている。ペマフィブラートまたはフェノフィブラートをヒト初代培養マクロファージの培地に添加すると，ペマフィブラートは効率的にABCA1およびABCG1の遺伝子発現を誘導するとともに（**図6A**），マクロファージからHDLへのコレステロールの流出を増加させることが示されている（**図6B**）[10]。さらに，ヒトアポA-Iトランスジェニックマウスを用いた検討では，ペマフィブラートは糞便中へのコレステロール排泄を増加させた（**図6C**）[10]。

83

2 SPPARMαの臨床

また，線維芽細胞増殖因子（FGF）21は，LXRα依存性にマクロファージのABCA1およびABCG1の発現を上昇させることが知られている[18]。ヒト初代肝細胞でのFGF21の遺伝子発現を調べた報告では，フェノフィブラートでは変化はないものの，ペマフィブラートは有意に上昇させることが示されている[11]。また，第Ⅲ相試験において，24週間投与によりペマフィブラート0.4mg/日は，フェノフィブラート錠106.6mg/日よりも有意に血中のFGF21を増加させることが明らかにされている[13]。

おわりに

SPPARMαはHDL-Cを増加させるとともに，HDLによるコレステロール逆転送系を賦活化することがわかってきた。最近まで，HDL-Cを増加させることで心血管イベントを減少させうるのではないかと期待されていた。しかしながら，ナイアシンおよびCETP阻害薬による大規模臨床試験の結果から，単にHDL-Cを増加させるだけでは不十分であることが明らかになってきた。

ペマフィブラートはHDL新生を促すことに加え，コレステロールのドナー側にも作用して，HDLが末梢よりコレステロールを引き抜くプロセスに寄与する。また，SPPARMαの優れたTG降下作用は，HDL中のTGが加水分解されることによるHDLの成熟障害にも保護的に働くことが想定される。HDLをターゲットとした治療戦略が模索されている現状において，SPPARMαがどのようなインパクトをもたらすのか，今後の展開が待たれる。

● 文 献

1) Khera AV et al: Cholesterol efflux capacity, high-density lipoprotein function, and atherosclerosis. N Engl J Med 364: 127-135, 2011

2) Saleheen D et al: Association of HDL cholesterol efflux capacity with incident coronary heart disease events: a prospective case-control study. Lancet Diabetes Endocrinol 3: 507-513, 2015

3) Ko KW et al: Triglyceride transfer is required for net cholesteryl ester transfer between lipoproteins in plasma by lipid transfer protein. Evidence for a hetero-exchange transfer mechanism demonstrated by using novel monoclonal antibodies. J Biol Chem 269: 28206-28213, 1994

2) 低 HDL-C 血症に対して

4) Arakawa R et al: Fenofibric acid, an active form of fenofibrate, increases apolipoprotein A-I-mediated high-density lipoprotein biogenesis by enhancing transcription of ATP-binding cassette transporter A1 gene in a liver X receptor-dependent manner. Arterioscler Thromb Vasc Biol 25: 1193-1197, 2005

5) Vu-Dac N et al: Negative regulation of the human apolipoprotein A-I promoter by fibrates can be attenuated by the interaction of the peroxisome proliferator-activated receptor with its response element. J Biol Chem 269: 31012-31018, 1994

6) Berthou L et al: Opposite regulation of human versus mouse apolipoprotein A-I by fibrates in human apolipoprotein A-I transgenic mice. J Clin Invest 97: 2408-2416, 1996

7) Staels B et al: Mechanism of action of fibrates on lipid and lipoprotein metabolism. Circulation 98: 2088-2093, 1998

8) Hossain MA et al: Effects of fibrate drugs on expression of ABCA1 and HDL biogenesis in hepatocytes. J Cardiovasc Pharmacol 51: 258-266, 2008

9) Colin S et al: Activation of intestinal peroxisome proliferator-activated receptor-α increases high-density lipoprotein production. Eur Heart J 34: 2566-2574, 2013

10) Hennuyer N et al: The novel selective PPARα modulator (SPPARMα) pemafibrate improves dyslipidemia, enhances reverse cholesterol transport and decreases inflammation and atherosclerosis. Atherosclerosis 249: 200-208, 2016

11) Raza-Iqbal S et al: Transcriptome Analysis of K-877 (a Novel Selective PPARα Modulator (SPPARMα))-Regulated Genes in Primary Human Hepatocytes and the Mouse Liver. J Atheroscler Thromb 22: 754-772, 2015

12) Ishibashi S et al: Effects of K-877, a novel selective PPARα modulator (SPPARMα), in dyslipidaemic patients: A randomized, double blind, active- and placebo-controlled, phase 2 trial. Atherosclerosis 249: 36-43, 2016

13) Ishibashi S et al; K-877 Study Group: Efficacy and safety of pemafibrate (K-877), a selective peroxisome proliferator-activated receptor α modulator, in patients with dyslipidemia: Results from a 24-week, randomized, double blind, active-controlled, phase 3 trial. J Clin Lipidol 12: 173-184, 2018

14) Arai H et al; K-877 Study Group: Efficacy and safety of K-877, a novel selective peroxisome proliferator-activated receptor α modulator (SPPARMα), in combination with statin treatment: Two randomised, double-blind, placebo-controlled clinical trials in patients with dyslipidaemia. Atherosclerosis 261: 144-152, 2017

15) Martin SS et al; Lipoprotein Investigators Collabprative (LIC): HDL cholesterol subclasses, myocardial infarction, and mortality in secondary prevention: the Lipoprotein Investigators Collaborative. Eur Heart J 36: 22-30, 2015

16) Yamashita S et al; K-877 Study Group: Effects of pemafibrate (K-877) on cholesterol efflux capacity and postprandial hyperlipidemia in patients with atherogenic dyslipidemia. J Clin Lipidol 12: 1267-1279. e4, 2018

17) Heinecke JW: Small HDL promotes cholesterol efflux by the ABCA1 pathway in macrophages: implications for therapies targeted to HDL. Circ Res 116: 1101-1103, 2015

18) Shang W et al: Fibroblast growth factor 21 enhances cholesterol efflux in THP-1 macrophage-derived foam cells. Mol Med Rep 11: 503-508, 2015

2 SPPARMαの臨床

3) スタチンとの併用

荒井 秀典

はじめに

脂質異常症は動脈硬化性疾患および急性膵炎の危険因子であるため，その予防のため脂質低下治療が必要である。動脈硬化性疾患は，高LDLコレステロール血症，高トリグリセライド血症，低HDLコレステロール血症がリスクであり，急性膵炎は高トリグリセライド血症がリスクである。LDLコレステロールを低下させるためには，主としてスタチンが用いられているが，それは多くのエビデンスに基づく。一方，高トリグリセライド血症に対しては主としてフィブラートが使われてきた。すなわち，フィブラートはトリグリセライドを低下させるとともにHDLコレステロールを上昇させる効果が認められ，メタ解析では心血管疾患の予防効果が示されている。

腎機能低下者にも高トリグリセライド血症が認められることが多いが，重度の腎機能低下例においてはフィブラートは禁忌とされてきた。したがって，より安全性の高い高トリグリセライド血症治療薬のニーズがあり，選択的PPARαモジュレーターであるペマフィブラートの開発へとつながった。ペマフィブラートは主として肝代謝であり，腎機能低下例にも使用可能な薬剤として期待されている。腎機能低下例ではスタチンとフィブラートの併用は横紋筋融解症などの重篤な有害事象をもたらす可能性があり，慎重な投与が必要であるが，本項ではペマフィブラートのスタチンとの併用効果を見た試験を中心に解説する。

86

ペマフィブラートのスタチン併用効果

ペマフィブラートのスタチンとの併用による脂質改善効果および安全性を検証するために、併用試験が行われた[1]。試験参加者の約80％が男性で、各グループの平均年齢は52～56歳、BMIは26～28kg/m²であり、インスリン抵抗性が高いと考えられる集団である。ピタバスタチンで治療しているにもかかわらず、平均LDLコレステロールは116～125mg/dL、平均空腹時トリグリセライドが347～382mg/dLであり、十分な脂質コントロールができていない集団である。ピタバスタチンの投与量は変更せずに、プラセボ、ペマフィブラート0.1、0.2および0.4mg/日にランダム化され、4群、188例の患者に12週間投与された。

図1Aに示すように、ペマフィブラートは、スタチン投与下においても0.1

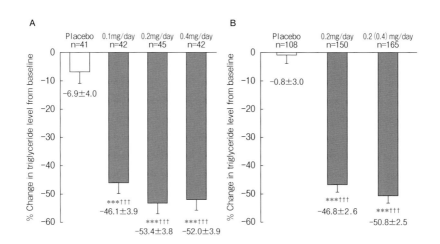

図1 ペマフィブラートのスタチン併用試験
A：ピタバスタチン投与中の高トリグリセライド血症患者を対象として、ペマフィブラートを0.1、0.2、0.4mg/日12週間投与した試験でのトリグリセライドの変化率
B：ピタバスタチンにペマフィブラート0.2mgを併用し、8週時点でトリグリセライドが150mg/dL以上の症例を対象として0.4mgまでアップタイトレーションし、24週目まで追跡した際のトリグリセライド変化率

（文献1より）

2 SPPARMαの臨床

から0.2mg/日と用量を増やすことにより，さらなるトリグリセライド低下作用を示したが，0.4mgへの増量によるさらなる低下効果は認められなかった。HDLコレステロールは0.2mg投与群において19.7%増加したが，0.4mg投与によるさらなる増加は認められなかった。レムナントコレステロール，アポB48，アポC-IIIの低下についても，ペマフィブラート単独試験と同様に低下効果が認められた。リポ蛋白亜分画の分析結果では，単独試験と同じように，small dense LDLの低下およびsmall HDLの増加が認められた。

次の試験では，ピタバスタチン投与中にペマフィブラート0.2mg/日服薬しても8週目の時点でトリグリセライドが150mg/dL未満を満たさなかった場合に，0.4mg/日へとアップタイトレーションを行った。423例の患者で24週間の治療を実施した。その結果，0.4mgへの増量によりさらにトリグリセライドが低下したが，統計学的な有意差はなかった（図1B）。

安全性については，プラセボと比べペマフィブラートによる副作用の増加は認められなかった。単独投与と同様にペマフィブラートによるALT，γ-GTなど肝酵素の改善がみられるとともに，腎機能については変化が認められなかった（図2）。

スタチンとペマフィブラートとの併用について

従来スタチンとフィブラートとの併用は，腎機能に関する異常が認められるときには原則禁忌とされてきたが，これは米国において，1999年にゲムフィブロジル（本邦未発売）とセリバスタチンとの併用で横紋筋融解症をはじめとする有害事象が多発したため禁忌とされたことによる。2001年にはセリバスタチンが販売停止（日本においても同年に販売停止）となったが，米国で報告されたセリバスタチンによる横紋筋融解症の死亡症例31例のうち，12例でゲムフィブロジルが併用されていた。すなわち，スタチンとフィブラートによる横紋筋融解症のほとんどは，セリバスタチンとゲムフィブロジルの併用によるものが多い。

実際，他のスタチンとフィブラートの併用で横紋筋融解症をはじめとする重篤な有害事象が増加したというデータはない。例えば，2型糖尿病患

3) スタチンとの併用

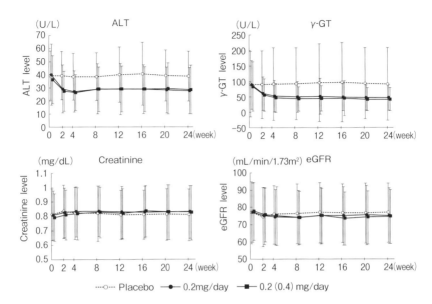

図2 ペマフィブラートとピタバスタチンの併用試験における肝機能 (ALT, γ-GT), 腎機能への影響
ペマフィブラートにより肝機能は改善し, 腎機能は悪化しなかった。　　　　　　　（文献1より）

者を対象とした大規模試験ACCORDの脂質に関するサブグループ試験であるACCORD-Lipidにおいて, 2,500人以上の患者に対して平均4.7年間フォローアップしたところ, フェノフィブラートとシンバスタチンとの併用で横紋筋融解症を含む筋肉障害について, プラセボとシンバスタチン併用群とで有意な差がなかった[2]。

このような背景により厚生労働省は平成30年10月16日, 腎機能に異常が認められる場合のスタチンとフィブラートの原則禁忌を外し, 重要な基本的注意とする改訂を行った。ベザフィブラートやフェノフィブラートは腎排泄型であるが, ペマフィブラートは胆汁排泄型であり, 腎機能低下時により安全に使用できることが期待されているが, 添付文書上は血清クレアチニンが2.5mg/dL以上では禁忌となっている。現時点では腎機能低下時, 血清クレアチニンが2.5mg/dL未満の際にスタチンとフィブラートの併用が

可能となるが，腎機能のフォローなど十分な注意が必要である。

　ペマフィブラートとスタチンの併用が，他のフィブラートとスタチンの併用より安全である可能性があるが，今後の臨床試験によりその安全性を確認することが望ましい。

おわりに

　ペマフィブラートは，腎機能障害があっても比較的安全に使用できる脂質異常症治療薬と考えられ，スタチンとの併用も可能である。もちろん，併用の際にはリスクとベネフィットを考えて，腎機能やCKをモニタリングしながら，慎重に行うことが望ましい。

文 献

1) Arai H et al; K-877 Study Group: Efficacy and safety of K-877, a novel selective peroxisome proliferator-activated receptor α modulator (SPPARMα), in combination with statin treatment: Two randomised, double-blind, placebo-controlled clinical trials in patients with dyslipidaemia. Atherosclerosis 261: 144-152, 2017
2) ACCORD Study Group, Ginsberg HN et al: Effects of combination lipid therapy in type 2 diabetes mellitus. N Engl J Med 362: 1563-1574, 2010

2 SPPARMαの臨床

4) 動脈硬化性疾患予防における ポジショニング

木下 誠

　PPARα選択性に優れたPPARα作動薬（ペマフィブラート）が注目を集めている。本項では動脈硬化症予防の観点からペマフィブラートの位置付けを考えてみたい。

　動脈硬化性疾患の予防には，個々の動脈硬化のリスクを評価し，介入可能な因子を管理することが重要である。動脈硬化リスクの中でも脂質異常リスクを中心に，動脈硬化の予防や管理の方向性を提示したものが『動脈硬化性疾患予防ガイドライン2017年版』である。このガイドラインの概要を紹介する。

動脈硬化性疾患予防ガイドライン2017における包括的なリスクの評価と管理

1. リスクの評価

　動脈硬化性疾患予防には，介入可能な危険因子を管理することが重要である。多くの疫学的エビデンスより，脂質異常症，喫煙，高血圧，糖尿病，慢性腎臓病（CKD），加齢，男性，冠動脈疾患の家族歴，冠動脈疾患既往，非心原性脳梗塞，下肢末梢動脈疾患（PAD），腹部大動脈瘤（AAA），高尿酸血症，睡眠時無呼吸症候群，そして内臓脂肪蓄積とインスリン抵抗性に基づくメタボリックシンドロームなどが，動脈硬化のリスクであることが示されている。これらの因子を評価し良好に管理することが，動脈硬化症予防につながることになる。

91

2　SPPARMαの臨床

2. 脂質異常症の診断基準および管理基準

　LDL-Cおよびトリグリセライド（TG）が高いほど，またHDL-Cが低い
ほど，冠動脈疾患の発症頻度は高い。ガイドラインでは，動脈硬化性疾患
予防のためのスクリーニングにおける脂質異常症診断基準を**表1**のように設
定した。この診断基準を用いるにあたっては，空腹時採血での総コレステロー
ル（TC），TG，HDL-Cを測定し，Friedewald式（TC－HDL-C－TG/5）
にてLDL-Cを算出することを基本とする。ただし，食後採血の場合やTG
が400mg/dL以上の場合にはこの式は用いることができないため，non-
HDL-C（TC－HDL-C）を用いることとする。LDL-C直接法は，以前より
も正確性が上がってきており，Friedewald式の代わりに用いることも可能である。
　2012年版のガイドラインでは，一次予防患者は絶対リスクを用いてリス
ク層別化を行い，それに応じた脂質管理基準を設定した。今回のガイドラ
インにおいてもその方針を踏襲し，絶対リスクによるリスク評価法を検討
した。まず「日本人の動脈硬化性疾患の発症・死亡を予測する評価法は存
在しているか」というクリニカルクエスチョン（CQ）を設定してシステマティッ
ク・レビュー（SR）を行った。

表1　脂質異常症の診断基準（空腹時採血）*

LDLコレステロール	140mg/dL以上	高LDLコレステロール血症
	120〜139mg/dL	境界域高LDLコレステロール血症**
HDLコレステロール	40mg/dL未満	低HDLコレステロール血症
トリグリセライド	150mg/dL以上	高トリグリセライド血症
non-HDLコレステロール	170mg/dL以上	高non-HDLコレステロール血症
	150〜169mg/dL	境界域高non-HDLコレステロール血症**

*10時間以上の絶食を「空腹時」とする。ただし水やお茶などカロリーのない水分の摂取は
　可とする。
**スクリーニングで境界域高LDL-C血症，境界域高non-HDL-C血症を示した場合は，高
　リスク病態がないか検討し，治療の必要性を考慮する。
● LDL-CはFriedewald式（TC－HDL-C－TG/5）または直接法で求める。
● TGが400mg/dL以上や食後採血の場合はnon-HDL-C（TC－HDL-C）かLDL-C直接
法を使用する。ただしスクリーニング時に高TG血症を伴わない場合はLDL-Cとの差が
+30mg/dLより小さくなる可能性を念頭に置いてリスクを評価する。
（日本動脈硬化学会（編）：動脈硬化性疾患予防ガイドライン2017年版. 日本動脈硬化学会, 2017より）

4）動脈硬化性疾患予防におけるポジショニング

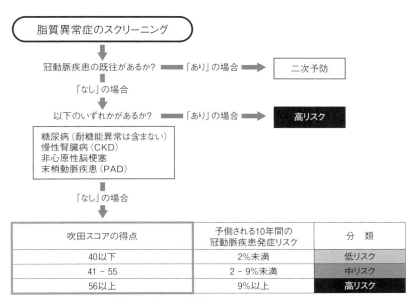

図1 冠動脈疾患予防からみたLDLコレステロール管理目標設定のための吹田スコアを用いたフローチャート
(日本動脈硬化学会(編)：動脈硬化性疾患予防ガイドライン2017年版. 日本動脈硬化学会, 2017より)

　その結果，8つの研究が選定されたが，その中で，①LDL-CとHDL-Cの両方を予測指標として組み込んでいる，②LDL-Cレベルを詳細に分類している，③脳卒中をエンドポイントとして含んでいない，④アウトカムを死亡ではなくイベント発症に設定している，ことから，吹田研究[1]を絶対リスク評価法として選択し，それに基づいたリスクの層別化を行った（図1）。

　図2に吹田スコアの算出法を示す。このスコアは本来の吹田スコアを改変したものである。本来の吹田スコアでは糖尿病とCKDがスコア算定に含まれているが，本ガイドラインでは既に高リスクとして扱っている（図1）ため省いている。また，本来の吹田スコアには含まれていない早発性冠動脈疾患の家族歴と耐糖能異常の存在は，喫煙や低HDL-C血症と同等のリスク

2 SPPARMαの臨床

危険因子①〜⑧の点数を合算する。

(点数)

①年　齢 　（歳）		
	35 - 44	30
	45 - 54	38
	55 - 64	45
	65 - 69	51
	70以上	53

②性　別	男性	0
	女性	−7

③喫　煙*	喫煙有	5

④血　圧*		
	至適血圧 ＜120 かつ ＜8	−7
	正常血圧 120-129 かつ/または 80-84	0
	正常高値血圧 130-139 かつ/または 85-89	0
	I度高血圧 140-159 かつ/または 90-99	4
	II度高血圧以上 ≧160 かつ/または ≧100	6

⑤HDL-C 　（mg/dL）	＜40	0
	40 - 59	−5
	≧60	−6

⑥LDL-C 　（mg/dL）	＜100	0
	100 - 139	5
	140 - 159	7
	160 - 179	10
	≧180	11

⑦耐糖能異常	あり	5

⑧早発性冠動脈 　疾患家族歴	あり	5

①〜⑧の 点数を合計	点

	①〜⑧の 合計得点	10年以内の 冠動脈疾患 発症確率	発症確率の範囲		発症確率の 中央値	分　類
			最小値	最大値		
吹田スコア（LDLモデル詳細）	35以下	＜1%		1.0%	0.5%	低リスク
	36 - 40	1%	1.3%	1.9%	1.6%	
	41 - 45	2%	2.1%	3.1%	2.6%	中リスク
	46 - 50	3%	3.4%	5.0%	4.2%	
	51 - 55	5%	5.0%	8.1%	6.6%	
	56 - 60	9%	8.9%	13.0%	11.0%	高リスク
	61 - 65	14%	14.0%	20.6%	17.3%	
	66 - 70	22%	22.4%	26.7%	24.6%	
	≧71	＞28%	28.1%		28.1%以上	

*高血圧で現在治療中の場合も現在の数値を入れる。ただし高血圧治療の場合は非治療と比べて同じ血圧値であれば冠動脈疾患のリスクが高いことを念頭に置いて患者指導をする。禁煙者については非喫煙として扱う。冠動脈疾患のリスクは禁煙後1年でほぼ半減し，禁煙後15年で非喫煙者と同等になることに留意する。

図2 吹田スコアによる冠動脈疾患発症予測モデル

（日本動脈硬化学会（編）：動脈硬化性疾患予防ガイドライン2017年版．日本動脈硬化学会，2017より）

4）動脈硬化性疾患予防におけるポジショニング

と仮定してスコア算定に含めている（図2）。この算出法はやや煩雑であるため，日常診療で容易に使用できるように，カテゴリー分類を行うためのアプリも作成し公開している（http://www.j-athero.org/publications/gl2017_app.html）。

また，この動脈硬化リスク評価チャートの簡易版として，性・年齢・危険因子の個数でリスクの層別化を行うチャートも作成した（図3）。図3の

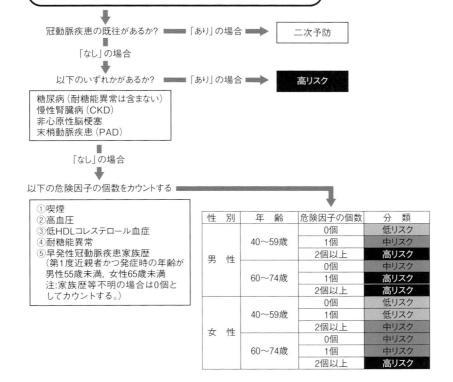

図3 冠動脈疾患予防からみたLDLコレステロール管理目標設定のためのフローチャート（危険因子を用いた簡易版）
（日本動脈硬化学会（編）：動脈硬化性疾患予防ガイドライン2017年版．日本動脈硬化学会, 2017より）

チャートによるカテゴリー分類が図1のチャートのカテゴリー分類とほぼ一致することは，シミュレーションにて確認している。

このカテゴリー分類に応じた脂質管理目標値を表2に示す。一次予防では原則として一定期間の生活習慣改善を行い，その効果を判定した後に薬物療法の適用を考慮する。なお，低リスク・中リスクの患者におけるLDL-C管理目標値は到達努力目標値である。低リスク・中リスクの患者では，LDL-Cが20～30%低下することにより冠動脈疾患発症率が約30%低下することも示されているため，LDL-Cを20～30%低下することを目標としてもよいこととした。

二次予防においては，生活習慣の改善を行うとともに，表2に示した管理目標値を目標として薬物療法を行うのが望ましい。二次予防の中でも急性冠症候群（ACS），家族性高コレステロール血症（FH），高リスク病態を合併する糖尿病においては，LDL-C 70mg/dL未満，non-HDL-C 100mg/dL未満を目標としたより厳格な脂質管理を行うことが必要と考える。

3. 生活習慣改善

生活習慣改善はどの対象者においても必須である。禁煙は動脈硬化予防に重要である。また，肥満の改善のためにエネルギー摂取量を管理することは，肥満のみならず他の危険因子の改善ももたらす。日本食パターンを中心とした食事療法は，動脈硬化性疾患発症のエンドポイントを検討した研究こそ乏しいものの，脂質代謝改善を含めた危険因子改善に寄与する。

運動療法に関しては，疫学研究により活動量や体力レベルが心血管病と負の相関を示しており，適切な運動を行うことが重要である。

4. 薬物療法

国外のみならず国内での臨床研究においても，スタチン治療によるベネフィットが示されていることを踏まえ，LDL-C管理にはスタチンを第一選択薬とするのが妥当と考えられる。LDL-C管理目標値としては，一次予防高リスク患者では120mg/dL未満を目標とし，また二次予防患者では発症後早期から少なくとも100mg/dL未満を目指した積極的治療を行うこととする。

4) 動脈硬化性疾患予防におけるポジショニング

表2 リスク区分別脂質管理目標値

治療方針の原則	管理区分	脂質管理目標値 (mg/dL)			
		LDL-C	non-HDL-C	TG	HDL-C
一次予防 まず生活習慣の改善を行った後, 薬物療法の適応を考慮する	低リスク	<160	<190	<150	≧40
	中リスク	<140	<170		
	高リスク	<120	<150		
二次予防 生活習慣の是正とともに薬物治療を考慮する	冠動脈疾患の既往	<100 (<70)*	<130 (<100)*		

*家族性高コレステロール血症, 急性冠症候群のときに考慮する. 糖尿病でも他の高リスク病態 (出典の表1-3b) を合併するときにはこれに準ずる.
● 一次予防における管理目標達成の手段は非薬物療法が基本であるが, 低リスクにおいても LDL-C が180mg/dL 以上の場合は薬物治療を考慮するとともに, 家族性高コレステロール血症の可能性を念頭に置いておくこと (出典の第5章参照).
● まず LDL-C の管理目標値を達成し, その後 non-HDL-C の達成を目指す.
● これらの値はあくまでも到達努力目標値であり, 一次予防 (低・中リスク) においては LDL-C 低下率 20 ～ 30%, 二次予防においては LDL-C 低下率 50% 以上も目標値となりうる.
● 高齢者 (75歳以上) については出典の第7章を参照.
(日本動脈硬化学会 (編):動脈硬化性疾患予防ガイドライン2017年版. 日本動脈硬化学会, 2017より)

二次予防においては, 合併するリスクの状況に応じてはさらに低い値を目指すことも考慮する.

また, スタチン以外の経口脂質異常症治療薬の適応・有効性・安全性は確認されており, それぞれの薬剤の適応・禁忌・慎重投与に留意して投与を行う. エゼチミブ, PCSK9阻害薬およびEPA製剤は, スタチンとの併用での動脈硬化抑制効果が証明されている薬剤である. また, アドヒアランスを上昇させることが動脈硬化性疾患予防に有効であることが確認されており, アドヒアランス向上に努めることとする.

各薬剤の各脂質に対する効果を**表3**に示す. 動脈硬化性疾患予防における各脂質の重みと薬物療法による目標値達成可能性を勘案し, その介入の順序としてはLDL-C, non-HDL-C, TGとする.

97

2 SPPARMαの臨床

表3 脂質異常症治療薬の特性と副作用

分類	LDL-C	non-HDL-C	TG	HDL-C	副作用	主な一般名
スタチン	↓↓〜↓↓↓	↓↓〜↓↓↓	↓	−〜↑	横紋筋融解症, 筋肉痛や脱力感などミオパチー様症状, 肝障害, 認知機能障害, 空腹時血糖値およびHbA1c値の上昇, 間質性肺炎など	プラバスタチン シンバスタチン フルバスタチン アトルバスタチン ピタバスタチン ロスバスタチン
小腸コレステロールトランスポーター阻害薬	↓↓	↓↓	↓	↑	消化器症状, 肝障害, CK上昇 ※ワルファリンとの併用で薬効増強を認めることがあるので注意が必要である	エゼチミブ
陰イオン交換樹脂	↓↓	↓↓	↑	↑	消化器症状 ※ジギタリス, ワルファリンとの併用ではそれら薬剤の薬効を減ずることがあるので注意が必要である	コレスチミド コレスチラミン
プロブコール	↓	↓	−	↓↓	可逆性のQT延長や消化器症状など	プロブコール
PCSK9阻害薬	↓↓↓↓	↓↓↓↓	↓〜↓↓	−〜↑	注射部位反応, 鼻咽頭炎, 胃腸炎, 肝障害, CK上昇など	エボロクマブ アリロクマブ
MTP阻害薬*	↓↓↓	↓↓↓	↓↓↓	↓	肝炎, 肝機能障害, 胃腸障害	ロミタピド
フィブラート系薬	↑〜↓	↓	↓↓↓	↑↑	横紋筋融解症, 胆石症, 肝障害など	ベザフィブラート フェノフィブラート クリノフィブラート クロフィブラート
選択的PPARαモジュレーター	↑〜↓	↓	↓↓↓	↑↑	横紋筋融解症, 胆石症など	ペマフィブラート
ニコチン酸誘導体	↓	↓	↓↓	↑	顔面潮紅や頭痛, 肝障害など	ニセリトロール ニコモール ニコチン酸トコフェロール
n-3系多価不飽和脂肪酸	−	−	↓	−	消化器症状, 出血傾向や発疹など	イコサペント酸エチル, オメガ-3脂肪酸エチル

*ホモ FH 患者が適応

↓↓↓↓：≦-50%　↓↓↓:-50%〜-30%　↓↓:-20%〜-30%　↓:-10%〜-20%
↑:10%〜20%　↑↑:20%〜30%　−:-10%〜10%

（日本動脈硬化学会（編）：動脈硬化性疾患予防のための脂質異常症診療ガイド2018年版. 日本動脈硬化学会, 2018より）

5. 家族性高コレステロール血症（FH）について

　家族性高コレステロール血症（FH）はそのヘテロ接合体が200〜500人に1人の割合で存在する遺伝性疾患であり，実地医家が最も遭遇しやすい冠動脈疾患発症リスクの高い疾患である。日本での診断率は未だに低いため，その診断基準にある家族歴，腱黄色腫，LDL-Cを的確に評価することで診断・治療する必要がある。

　FHは極めて冠動脈疾患のリスクが高い疾患であることから，二次予防同等と考え，LDL-Cの管理目標値は100mg/dL未満とすることが望ましい。しかし，FHの診療においてLDL-Cが100mg/dL未満という管理目標を達成することは困難なケースが多いことから，LDL-Cが管理目標値に到達しない場合は，治療前値の50％未満を目指すことも可とする。二次予防のFHヘテロ接合体患者においてはさらに高リスクと考えられるため，LDL-C管理目標値は70mg/dL未満とする。

　FHヘテロ接合体患者においては，生活習慣への介入だけでは十分な脂質管理を得られない場合が多く，通常薬物療法を併用する。薬物療法ではスタチンが第一選択薬となる。スタチンの初期用量で十分な効果が得られない場合，スタチンを最大耐用量まで増量した後，エゼチミブを併用する。それでも効果が不十分な場合には，PCSK9阻害薬，レジン，プロブコールなどを用いる（図4）。また，スタチン（およびエゼチミブ）で既に治療を受けているFHヘテロ接合体患者にPCSK9阻害薬を併用することにより，比較的安全にさらなるLDL-C低下効果（約60％）やLp(a)低下効果を認めることが報告されている。ただし，これらの併用療法が，スタチンによる単独治療に比べてFH患者の心血管イベントをより有効に抑制するかは未だ明らかでない。

　FHホモ接合体の治療は難渋することが多いため，専門科にコンサルトすることが勧められる。

　小児のFHにおいても，できるだけ早期に食事や運動などの生活習慣の指導を行い，LDL-Cの低下を含めた動脈硬化のリスクの低減に努めることが望ましい。生活習慣の改善によってもLDL-C 180mg/dL以上が持続する場

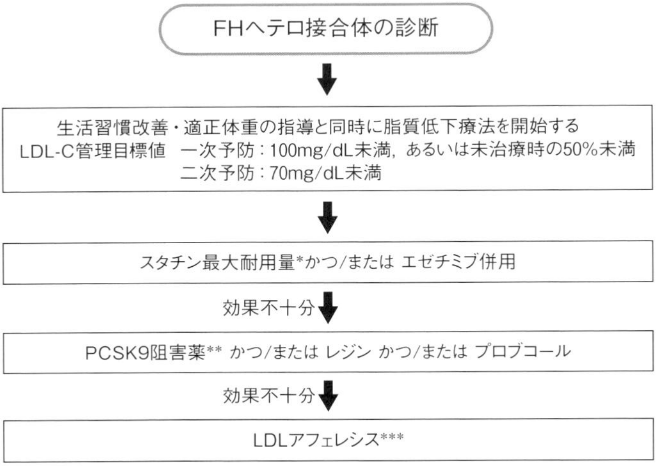

```
FHヘテロ接合体の診断
     ↓
生活習慣改善・適正体重の指導と同時に脂質低下療法を開始する
LDL-C管理目標値  一次予防：100mg/dL未満，あるいは未治療時の50%未満
              二次予防：70mg/dL未満
     ↓
スタチン最大耐用量*かつ/または エゼチミブ併用
     ↓効果不十分
PCSK9阻害薬** かつ/または レジン かつ/または プロブコール
     ↓効果不十分
LDLアフェレシス***
```

*スタチン不耐性患者の場合，別のスタチンの処方や投与間隔を考慮し，できる限り最大耐用量まで増量する
**PCSK9阻害薬を開始するときには専門医に相談することが望ましい
***PCSK9阻害薬はアフェレシス時に除去されるため，アフェレシス後に皮下注射する

図4 成人（15歳以上）FHヘテロ接合体治療のフローチャート
(日本動脈硬化学会（編）：動脈硬化性疾患予防ガイドライン2017年版．日本動脈硬化学会，2017より)

合，男女にかかわらず10歳以上で薬物療法の開始を考慮する。第一選択薬はスタチンであり，最小用量から開始する。小児FHのLDL-C管理目標値は140mg/dL未満とする。早発性冠動脈疾患の家族歴がある場合や，糖尿病を合併している例では，140mg/dL未満を確実に維持する。なお，薬物療法開始後も，食事を含めた生活習慣について指導を続けることが重要である。

ガイドラインに基づくペマフィブラートの位置付け（表3）

　ペマフィブラートは，従来のベザフィブラートやフェノフィブラートと異なり主として胆汁で排泄されるため，腎機能に異常のある患者にも使用しやすい薬剤と考えられる（ただし添付文書上ではクレアチニン2.5mg/dL以上の患者には使用禁忌となっている）。

4) 動脈硬化性疾患予防におけるポジショニング

　ペマフィブラートは従来のフィブラート同様，低HDL-C血症を伴う高TG血症患者に適応となるのはもちろんのこと，スタチン投与下でnon-HDL-CやTGが高値を示している患者に併用投与することで，将来の動脈硬化症発症を予防できる有用な薬剤になると考えられる。

● 文 献

1) Nishimura K et al: Predicting coronary heart disease using risk factor categories for a Japanese urban population, and comparison with the framingham risk score: the suita study. J Atheroscler Thromb 21: 784-798, 2014

3 SPPARMαの安全性

1）副作用

戸田 洋伸　　伊藤 浩

はじめに

　PPARαアゴニストであるフィブラート系薬は，核内受容体であるPPARα
に作用し様々な遺伝子の転写を調節することで，トリグリセライド（TG）
低下やHDL-C上昇などの脂質改善作用が認められる。一方，AST上昇や
ALT上昇などの肝機能検査値への影響やクレアチニン上昇などの腎機能検
査値への影響，さらに筋障害や胆石症が副作用として報告されている。

　SPPARMα（選択的PPARαモジュレーター）は，PPARαが作用する遺
伝子の中で脂質代謝に関わる標的遺伝子の転写を選択的に調節することで
有効性を示し，非標的遺伝子の転写調節には大きな影響を与えないため，
従来のフィブラート系薬よりも肝機能検査値異常や腎機能検査値異常など，
安全性に対する懸念が少ないと考えられている（図1）[1]。現在，SPPARMα
の概念に基づき日本で開発・創薬された"ペマフィブラート"が発売されて
おり，ベネフィット・リスクバランスに優れた薬剤として期待されている。

肝障害

　フィブラート系薬の使用により，ASTやALTなどの肝機能検査値が上昇
する症例が存在することが報告されている。シンバスタチンを投与中の2型
糖尿病患者に対するフェノフィブラートの効果を検討したACCORD-Lipid
Studyでは，ALTが5倍以上上昇した症例がプラセボ投与に比べてフェノフィ
ブラート投与により有意に多かったと報告している[2]。しかし，フィブラー
ト系薬投与により肝機能検査値が上昇する明確なメカニズムは不明である。

1) 副作用

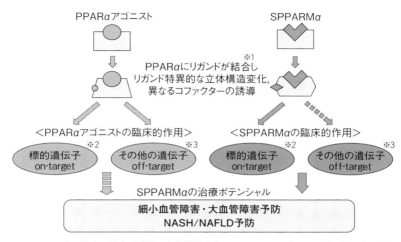

※1 PPARαにリガンド結合→核内受容体の立体構造変化→コファクターの動員→リガンド特異的な遺伝子発現→発現する作用の増加／減少・沈静化
※2 TG低下, コレステロール低下, HDL-C上昇, アポA-I上昇, FGF21上昇
※3 ALT/γ-GTP（肝臓）, ホモシステイン（心血管）, クレアチニン（腎臓）

図1 SPPARMαの概念

(文献1より作図)

　日本で行われたペマフィブラートの治験において，肝機能に関する副作用は，1,418例中AST上昇6例（0.4%），ALT上昇6例（0.4%），肝機能障害2例（0.1%），肝障害1例（0.1%）と報告されている[3]。また，ペマフィブラート（0.2mg/日群，0.4mg/日群）とフェノフィブラート群を比較した第Ⅲ相試験[4]において，肝機能に関する全副作用はペマフィブラート0.2mg/日群で1例（1.4%），ペマフィブラート0.4mg/日群で0例（0.0%），フェノフィブラート群で15例（19.7%）であった。肝機能検査値については，AST上昇がペマフィブラート0.2mg/日群で1例（1.4%），ペマフィブラート0.4mg/日群で0例（0.0%），フェノフィブラート群で8例（10.5%），ALT上昇がペマフィブラート0.2mg/日群で1例（1.4%），ペマフィブラート0.4mg/日群で0例（0.0%），フェノフィブラート群で8例（10.5%）であり，ペマフィブラート群において

3 SPPARMαの安全性

表1 ペマフィブラートの肝・腎への影響

	ペマフィブラート		フェノフィブラート
	0.2mg/日	0.4mg/日	106.6mg/日
	73	74	76
全副作用	2 (2.7)	5 (6.8)	18 (23.7)
vs. フェノフィブラート	P<0.001	P=0.006	—
重篤な副作用	0	0	0
中止に至った副作用	1 (1.4)	0	6 (7.9)
肝機能に関する全副作用	1 (1.4)	0	15 (19.7)
肝胆道系障害	0	0	2 (2.6)
肝機能異常	0	0	2 (2.6)
臨床検査	1 (1.4)	0	13 (17.1)
血中ALT増加	1 (1.4)	0	8 (10.5)
血中AST増加	1 (1.4)	0	8 (10.5)
血中γ-GT増加	1 (1.4)	0	10 (13.2)
肝機能検査異常	0	0	1 (1.3)
腎機能に関する全副作用	0	0	2 (2.6)
臨床検査	0	0	2 (2.6)
血中Cr増加	0	0	2 (2.6)
腎機能に関する全副作用	0	0	2 (2.6)
臨床検査	0	0	2 (2.6)
血中Cr増加	0	0	2 (2.6)

症例数 (%)，P 値：Fisher's exact test

対象：脂質異常症患者〔150mg/dL ≦ TG < 500mg/dL かつ HDL-C < 50mg/dL（男性），HDL-C < 55mg/dL（女性）〕

方法：フェノフィブラート 106.6mg/ 日を1日1回朝食後，ペマフィブラート 0.2mg/ 日または 0.4mg/ 日を1日2回に分けて朝夕食後，24 週間投与し，有効性・安全性について比較検討した。

（文献 4 より）

肝機能検査値に対する影響が少なかったことが報告されている（**表1**）。

　一方，フィブラート系薬による AST や ALT の上昇は一過性の上昇との報告もあるが，ペマフィブラートによる AST や ALT の一過性の上昇は認められなかったことが確認されている（**図2**）。

1) 副作用

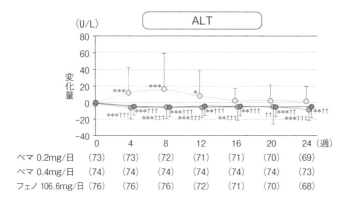

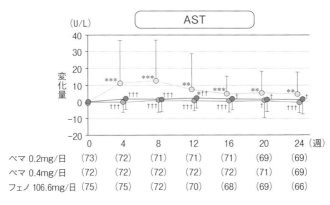

*p<0.05, **p<0.01, ***p<0.001 vs. ベースライン（1標本t検定）
†p<0.05, ††p<0.01, †††p<0.001 vs. フェノフィブラート（ANCOVA）
平均値±標準偏差　（　）：症例数

図2　ペマフィブラートの肝機能検査値の推移

対象：脂質異常症患者〔150mg/dL ≦ TG < 500mg/dL かつ HDL-C < 50mg/dL（男性），HDL-C < 55mg/dL（女性）〕
方法：フェノフィブラート106.6mg/日を1日1回朝食後，ペマフィブラート0.2mg/日または0.4mg/日を1日2回に分けて朝夕食後，24週間投与し，有効性・安全性について比較検討した。

（文献4より）

3 SPPARMαの安全性

腎障害

　フィブラート系薬の使用により，一定の割合で血清クレアチニンが上昇する症例が存在することが報告されている。2型糖尿病患者に対するフェノフィブラートの有効性を見たFIELD Studyでは，フェノフィブラート投与により，血清クレアチニン値は0.88mg/dL→0.99mg/dLと12%上昇し，およそ2%の症例において2.2mg/dL以上の血清クレアチニンの上昇がみられたと報告している[5]。その他，いくつかの研究でフィブラート系薬の投与によるクレアチニン上昇やeGFR低下が報告されているが，血清クレアチニンの上昇に関するメカニズムについては，フィブラート系薬がクレアチニンの産生を増加する[6]など，様々な仮説が報告されているものの明確なメカニズムは不明のままである。

　血清クレアチニンの上昇に関しては，可逆的な変化であるものがほとんどであるが，特に腎機能低下症例においては，低用量から投与し，腎機能の推移に注視しながら投与を継続することが推奨されている。

　日本で行われたペマフィブラートの治験において，腎機能に関する副作用は，1,418例中クレアチニン上昇1例（0.1%），腎および尿路障害9例（尿管結石2例，水腎症1例，腎結石症3例，腎嚢胞2例，慢性腎臓病1例，急性腎不全1例）（0.6%）と報告されている[3]。第Ⅲ相試験[4]において，腎機能に関する全副作用はペマフィブラート0.2mg/日群および0.4mg/日群で0例（0.0%），フェノフィブラート群で2例（2.6%）であった。また，クレアチニン上昇はペマフィブラート0.2mg/日群および0.4mg/日群で0例（0.0%），フェノフィブラート群で2例（2.6%）であった（**表1**）。

　投与期間中のクレアチニンやeGFRの推移は，ペマフィブラート群でもわずかな上昇が認められたが，フェノフィブラート群と比べると腎機能への影響は小さいことが確認されている（**図3**）。

1) 副作用

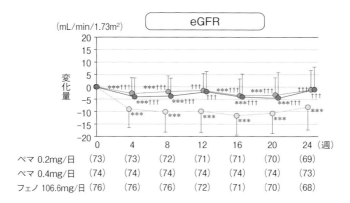

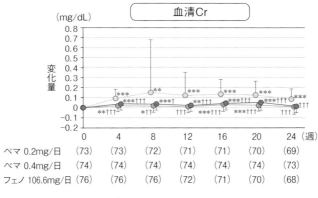

*p<0.05, **p<0.01, ***p<0.001 vs. ベースライン（1標本t検定）
†p<0.05, ††p<0.01, †††p<0.001 vs. フェノフィブラート（ANCOVA）
平均値±標準偏差　（　）：症例数

図3　ペマフィブラートの腎機能検査値の推移

対象：脂質異常症患者〔150mg/dL ≦ TG＜500mg/dL かつ HDL-C＜50mg/dL（男性），HDL-C＜55mg/dL（女性）〕
方法：フェノフィブラート106.6mg/日を1日1回朝食後，ペマフィブラート0.2mg/日または0.4mg/日を1日2回に分けて朝夕食後，24週間投与し，有効性・安全性について比較検討した．

（文献4より）

3 SPPARMαの安全性

筋障害

　頻度は多くないものの，フィブラート系薬の使用により筋障害が発生することが報告されている。特に高齢者や腎機能障害患者，肝機能障害患者，他剤併用患者など，横紋筋融解症を来しやすい患者への投与においては注意が必要であることが示唆されてきた。

　フィブラート系薬同様，SPPARMαにおいても注意すべき副作用として筋障害，特に横紋筋融解症の発現が挙げられる。日本で行われたペマフィブラートの治験において，筋障害に関する副作用は，1,418例中CK上昇12例（0.8%），筋骨格系の副作用5例（背部痛1例，滑液包炎1例，筋肉痛2例，頸部痛1例，四肢痛1例，筋骨格系胸痛1例）（0.4%）が報告されたが，横紋筋融解症は認められなかったことが報告されている[3]。

　また，筋障害に関する副作用はスタチン併用時において特に注意する必要がある。スタチンはHMG-CoA還元酵素を阻害することにより，低分子量G蛋白のゲラニルゲラニル化を低下することでアポトーシスを助長し，筋障害を発現するとの仮説が報告されている[7]。一方，フィブラート系薬では，PPARαの活性化を介しアポトーシスを誘導するとの仮説が報告されており[7]，両者で薬剤のメカニズムが異なることから，併用により筋障害や横紋筋融解症への影響が高くなる可能性がある。

　これまで日本の添付文書では，腎機能に関する臨床検査値に異常が認められる患者に対し，スタチンとフィブラート系薬・SPPARMαの併用は，「原則禁忌」および「原則併用禁忌」であった。一方，欧米では一部の薬剤（ゲムフィブロジル）を除き，スタチンとフィブラート系薬の併用は可能とされていた。本邦においても，2018年10月に日本動脈硬化学会の要望を受け，腎機能障害や横紋筋融解症に関する注意喚起を継続した上で，「重要な基本的注意」および「併用注意」に移行された。

　ペマフィブラートは開発時にスタチン併用試験が2試験行われており，いずれの試験においても筋障害関連の副作用発現率は，プラセボ投与群と変わらなかったと報告している[8]。しかし，開発治験ではスタチンとペマフィブラートの併用例が1,500例弱と少数例であることや患者背景が限られてい

108

るなど，日常診療下での検討でないことから，引き続き注意深く観察していく必要がある。

その他の副作用

その他の副作用として胆石症が挙げられる。他のフィブラート系薬同様，ペマフィブラートにおいても，治験時に胆石症20例（1.4%）が報告されている[3]。

フィブラート系薬またはSPPARMαによる胆石形成メカニズムとして，PPARαを活性化することで，コレステロールから胆汁酸への異化に関与しているCYP7A1の発現を抑制することによる胆汁酸の産生低下を介した胆石形成が考えられている。

まとめ

フィブラート系薬の問題点として，肝機能や腎機能に対する影響が挙げられ，フィブラート系薬使用の大きな懸念点とされてきた。SPPARMαの投与により，副作用の発現につながる可能性のある遺伝子への影響について明確な結果は得られていないが，治験時の安全性において，既存のフィブラート系薬と比べて肝機能検査値や腎機能検査値に対する影響が明らかに異なることからも，ペマフィブラートがSPPARMαであることを示唆する結果であると考えられる。

また，スタチンとフィブラート系薬の使用により，横紋筋融解症の発現が増加する可能性があることも問題点である。しかし，併用による影響は，セリバスタチンとゲムフィブロジル（共に日本未発売）を併用した際に横紋筋融解症の発現頻度が極端に増加する報告であることも理解しておく必要がある[9]。

今後，市販後調査などの結果が報告されるに従い，SPPARMαの安全性がより明確化されることを期待したい。

109

3 SPPARMαの安全性

● 文 献

1) Fruchart JC: Selective peroxisome proliferator-activated receptor α modulators (SPPARMα): the next generation of peroxisome proliferator-activated receptor α-agonist. Cardiovasc Diabetol 12: 82, 2013

2) ACCORD Study Group, Ginsberg HN et al: Effects of combination lipid therapy in type 2 diabetes mellitus. N Engl J Med 362: 1563-1574, 2010

3) パルモディア錠インタビューフォーム

4) Ishibashi S et al: Efficacy and safety of pemafibrate (K-877), a selective peroxisome proliferator-activated receptor α modulator, in patients with dyslipidemia: Results from a 24-week, randomized, double blind, active-controlled, phase 3 trial. J Clin Lipidol 12: 173-184, 2018

5) Keech A et al: Effects of long-term fenofibrate therapy on cardiovascular events in 9795 people with type 2 diabetes mellitus (the FIELD study): randomised controlled trial. Lancet 366: 1849-1861, 2005

6) Jiao HL, Zhao BL: Cytotoxic effect and peroxisome proliferator fenofibrate on human HepG2 hepatoma cell line and relevant mechanisms. Toxicol Appl Pharmacol 185: 172-179, 2002

7) 伊藤善規ほか：脂質低下剤による肝障害および筋障害について．TDM研究23: 32-39, 2006

8) Arai H et al: Efficacy and Safety of K-877, a novel selective peroxisome proliferator-activated receptor α modulator (SPPARMα), in combination with statin treatment: Two randomised, double-blind, placebo-controlled clinical trials in patients with dyslipidemia. Atherosclerosis 261: 144-152, 2017

9) Jacobson TA, Zimmerman FH: Fibrates in combination with statins in the management of dyslipidemia. J Clin Hypertens (Greenwich) 8: 35-41, 2006

3 SPPARMαの安全性

2) 薬物動態と薬物相互作用

栄田 敏之

はじめに

　ペマフィブラートの有効性，安全性の検証を目的として，トリグリセライド高値，HDLコレステロール低値の日本人脂質異常症患者を対象とした第Ⅲ相試験（K-877-17試験）が実施されている[1]。無作為化二重盲検並行群間比較試験であり，ペマフィブラートとフェノフィブラートとの比較が行われた。その結果，有効性（トリグリセライドのベースラインからの変化率）の点で，ペマフィブラート0.1mg×2（常用量）群のフェノフィブラート106.6mg（常用量）群に対する非劣性が示され，一方で，ペマフィブラート0.1mg×2群のより高い安全性が示された。

　K-877-17試験にていずれかの群で5%以上に認められた有害事象の発現率を表1にまとめた。治験薬との因果関係が否定できない有害事象はペマフィブラート0.1mg×2群の2.7%で認められたが，これはフェノフィブラート106.6mg群の23.7%の約9分の1であった。ペマフィブラートのより高い安全性が示されたことになるが，K-877-17試験は選択基準により選別された患者を対象とした試験である。実臨床では，様々な基礎疾患を有した患者に，様々な薬剤と併用され得るので，ペマフィブラートを適正に使用するにあたっては，薬物動態と薬物相互作用に関する情報を把握することが重要である。以下，詳述する。

薬物動態

　ペマフィブラートの経口投与後の血漿中濃度推移を図1に示した。また，

3 SPPARMαの安全性

表1 ペマフィブラートとフェノフィブラートとの安全性の違い

	ペマフィブラート 0.1mg×2群	フェノフィブラート 106.6mg群
鼻咽頭炎	8.2%	10.5%
ALT増加	5.5%	18.4%
AST増加	5.5%	17.1%
糖尿病	5.5%	0.0%
γ-GTP増加	4.1%	22.4%
筋肉痛	0.0%	5.3%
上気道の炎症	2.7%	5.3%
肝機能検査異常	0.0%	7.9%

ペマフィブラートの審査報告〔フェノフィブラートとの比較検証第Ⅲ相試験（K-877-17試験）〕より作成した。
K-877-17試験ではペマフィブラート0.2mg×2群も実施している。
いずれかの群で5%以上に認められた有害事象の発現率をまとめた。
ALT：アラニンアミノトランスフェラーゼ，AST：アスパラギン酸アミノトランスフェラーゼ，γ-GTP：γグルタミルトランスペプチダーゼ

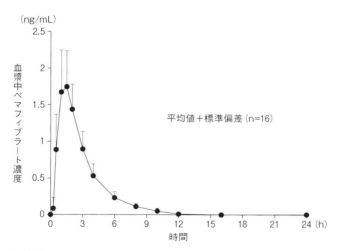

図1 ペマフィブラート0.1mgの経口投与後の血漿中濃度推移

2) 薬物動態と薬物相互作用

表2 ペマフィブラート，フェノフィブラート，ベザフィブラートの薬物動態学的な特性

	ペマフィブラート	フェノフィブラート	ベザフィブラート
消失経路	肝代謝型	腎排泄型	腎排泄型
半減期	1.88hr	20.36hr (フェノフィブリン酸の値)	2.98hr
バイオアベイラビリティ	61.5%	該当資料なし	該当資料なし
血漿中蛋白結合率	99%以上	99% (フェノフィブリン酸の値)	93.6-94.6%
累積尿中排泄率	14.53%	64% (主にフェノフィブリン酸 として排泄?)	69.1% (未変化体,代謝物 として排泄)
主な代謝酵素	CYP2C8, CYP2C9, CYP3A4	未掲載	該当資料なし
食事の影響 (AUCの比(食後／空腹時))	0.911	0.793	未掲載
腎機能障害の影響	なし (表3を参照)	軽度の腎障害でも AUC上昇	未掲載
肝機能障害の影響	あり (表4を参照)	未掲載	未掲載

パルモディア®錠，リピディル®錠，ベザトール®SR錠の添付文書，インタビューフォーム (2018
年10月版) に基づいて作成した。
「未掲載」は掲載されていないことを，「該当資料なし」は「該当資料なし」と記載されている
ことを意味する。

薬物動態学的な特徴を**表2**にまとめた。

　経口投与後のバイオアベイラビリティは61.5%であり，その大部分が代謝
により消失する。血漿中に存在する主な代謝物はベンジル位酸化体および
ジカルボン酸体のグルクロン酸抱合体とN-脱アルキル体の混合物であるが，
これら代謝物のヒトPPARα活性化作用は無視できる程度である。最も活性
の高い代謝物は4-メトキシフェニル基（2位）水酸化体であるが，それでも
ペマフィブラートの30分の1以下である。4-メトキシフェニル基脱メチル
体への代謝がペマフィブラートのクリアランスに最も大きな影響を与える。
この代謝を担う酵素はCYP2C8，CYP2C9，CYP3A4であり，寄与率は，各々，
38%，25%，38%である。なお，ペマフィブラートの輸送を担う主なトラン

113

スポーターはOATP1B1, OATP1B3であるが，これら以外のトランスポーターの基質にもなる。

ペマフィブラートの経口投与後の血漿中濃度推移に対する食事の影響はほとんどない。血漿中濃度推移におけるピーク値（最高血漿中濃度）が若干低くなり，ピークが若干遅れるだけで，AUCの低下は10％未満である。

また，腎機能障害の影響をほとんど受けない。腎機能障害患者における薬物動態パラメータを**表3**にまとめた。軽度～重度腎機能障害，末期腎不全であっても，腎機能正常患者とほぼ同じ血漿中濃度推移を示す。なお，ペマフィブラートの透析による除去は無視できる程度である。

一方で，ペマフィブラートの薬物動態は肝機能障害に左右される。肝機能障害患者における薬物動態パラメータを**表4**にまとめた。肝機能正常患者と比べて，AUCは脂肪肝患者で1.194倍（ただし，有意差なし），軽度の肝硬変患者で2.076倍，中等度の肝硬変患者で4.191倍となる。これらのことは，ペマフィブラートの大部分が代謝により消失することと矛盾しない。

なお，動物実験における放射標識体のデータであるが，ペマフィブラートは，血液－脳関門を通過しないこと，血液－胎盤関門を通過しないこと（胎児に移行しないこと），髄液中に移行しないこと，肝臓に移行しやすいこと，が示されている。

1970年代に欧米で開発，1990年代に導入されたフェノフィブラートやベザフィブラート等の従来のフィブラート系薬と比較して，作用機序，トリグリセライド低下作用の強さのみならず，薬物動態の点でも，ペマフィブラートは大きく異なる。すなわち，従来のフィブラート系薬は，腎排泄型であり，その血漿中濃度推移は腎障害の影響を受ける[2]。ただし，その影響に関する具体的な情報は十分とは言えず，腎障害の影響を受けると考えられる，と述べるほうが正確かもしれない。ペマフィブラートは，食事の影響，腎機能障害の影響，肝機能障害の影響等，具体的なデータが提示されているという点で，従来のフィブラート系薬とは異なるのである。

2）薬物動態と薬物相互作用

表3 腎機能障害患者における薬物動態

	腎機能正常群 80mL/min≦Ccr	軽度 腎機能障害群 50mL/min≦Ccr <80mL/min	中等度 腎機能障害群 30mL/min≦Ccr <50mL/min	重度 腎機能障害群 Ccr<30mL/min	末期腎不全 （血液透析で 治療中）
Cmax (ng/mL)	2.900 (23.9)	4.769 (30.7)	3.169 (46.2)	4.482 (71.7)	3.648 (41.6)
AUC_{0-t} (ng・hr/mL)	9.293 (29.1)	15.143 (32.1)	10.728 (49.6)	12.046 (63.8)	14.931 (45.2)
tmax (hr)	1.500 (1.00, 2.00)	1.250 (1.00, 2.00)	1.500 (0.50, 4.00)	1.000 (0.50, 4.00)	1.500 (1.00, 2.00)
t1/2 (hr)	2.229 (40.7)	2.835 (17.3)	2.369 (36.8)	2.679 (53.3)	2.864 (28.2)

パルモディア®錠のインタビューフォーム（2018年10月版）に基づいて作成した。
Cmax，AUC，t1/2：平均値と変動係数（%），tmax：中央値と最小値，最大値

表4 肝機能障害患者における薬物動態

	肝機能正常群	脂肪肝群	軽度の肝硬変患者 Child-Pugh分類A	中等度の肝硬変患者 Child-Pugh分類B
Cmax (ng/mL)	2.833 (38.6)	3.393 (51.9)	6.599 (24.1)	10.998 (31.6)
AUC_{0-t} (ng・hr/mL)	8.750 (29.5)	10.451 (47.8)	18.169 (34.5)	36.672 (45.7)
tmax (hr)	1.500 (1.00, 1.50)	1.500 (1.00, 2.00)	1.000 (1.00, 1.50)	1.000 (1.00, 1.50)
t1/2 (hr)	1.610 (18.7)	1.884 (44.9)	2.006 (17.2)	3.237 (47.5)

パルモディア®錠のインタビューフォーム（2018年10月版）に基づいて作成した。
Cmax，AUC，t1/2：平均値と変動係数（%），tmax：中央値と最小値，最大値

薬物相互作用

1. 薬物動態学的な相互作用

　代謝酵素，トランスポーターの阻害，誘導により，薬物動態学的な相互作用が起こり得る。ペマフィブラートに関しては，シクロスポリン，リファンピシン，クロピドグレル，クラリスロマイシン，フルコナゾール，ジゴ

115

3 SPPARMαの安全性

キシン，ワルファリン，スタチン系薬（プラバスタチン，シンバスタチン，フルバスタチン，アトルバスタチン，ピタバスタチン，ロスバスタチン）との薬物相互作用試験が実施されている。

シクロスポリンとの併用により，ペマフィブラートのAUCは14倍程度上昇する。これはCYP2C8，CYP2C9，CYP3A，OATP1B1，OATP1B3およびその他のトランスポーターの阻害によるものである。また，リファンピシンとの併用により11倍程度上昇する。これはOATP1B1，OATP1B3の阻害によるものである。一方，リファンピシンの反復投与後にペマフィブラートの投与を行うとAUCは0.2倍程度に低下する。これはリファンピシンのCYP誘導作用によるものである。以上のことから，シクロスポリンとリファンピシンは併用禁忌となっている。クロピドグレル，クラリスロマイシン，フルコナゾールとの併用によるペマフィブラートのAUCの上昇は2倍程度であり，これらの3種類の薬剤は併用注意となっている。なお，これらの試験における評価対象はペマフィブラートの血漿中濃度であり，シクロスポリン，リファンピシン，クロピドグレル，クラリスロマイシン，フルコナゾールの薬物動態は検討されていない。

ジゴキシンに関しては，ペマフィブラートの併用によるジゴキシンの薬物動態への影響が検討されており，AUCの変動がほとんどないことが示されている。ワルファリンでも同様である。ともにペマフィブラートの薬物動態は検討されていない。一方，スタチン系薬に関しては，スタチン系薬の併用によるペマフィブラートのAUCの変動，ペマフィブラートの併用によるスタチン系薬のAUCの変動の両方の側面から検討されており，AUCの変動はない，あるいはほとんどないことが示されている。

実は，臨床使用の開始前に，ヒトにおける薬物動態学的な薬物相互作用に関する試験が実施されており，その結果が提供されているという薬剤はほとんどない。製薬企業から提供される情報の多くは，当該薬剤の代謝を担う酵素の種類，当該薬剤を輸送するトランスポーターの種類であり，主に in vitro で得た結果に基づいている。代謝酵素，トランスポーターを共有する場合にヒトで薬物相互作用を起こすかも知れない，という程度の定性的な情報に過ぎない。ペマフィブラートは，ヒトにおける定量的なデータ

2）薬物動態と薬物相互作用

が提示されているという点で，その他の薬剤とは異なるのである。

2. 薬力学的な相互作用

　ピタバスタチン併用下でのペマフィブラートの有効性，安全性の検証を目的として，トリグリセライド高値，non-HDLコレステロール高値の日本人脂質異常症患者を対象とした第Ⅲ相試験（K-877-13試験）が実施されている[1]。無作為化二重盲検並行群間比較試験であり，ペマフィブラートとプラセボとの比較が行われた。

　K-877-13試験にていずれかの群で5%以上に認められた有害事象の発現率を表5にまとめた。治験薬との因果関係が否定できない有害事象はプラセボ群の8.7%で，ペマフィブラート0.1mg×2群の10.2%で認められた。ペマフィブラートを併用しても，ピタバスタチンの安全性は変わらない，と考えられた。

　ところで，K-877-13試験にて，ペマフィブラート群におけるLDLコレステロール（LDL-C）の上昇傾向が示されている。冒頭で紹介したK-877-17試験はK-877-13試験に続いて実施された試験であるが，このような背景もあって，K-877-17試験でもLDL-Cの変動が評価された。しかしながら，LDL-Cの低下傾向という結果となった。以上のことから，ペマフィブラートによるLDL-Cの変動の有無に関しては，結論は出ていない。

表5 ピタバスタチン併用下における安全性

	プラセボ群	ペマフィブラート0.1mg×2群
鼻咽頭炎	10.9%	16.3%
季節性アレルギー	6.5%	2.0%
肝機能検査異常	4.3%	2.0%
血中CK上昇	4.3%	2.0%
2型糖尿病	2.2%	8.2%
血中尿酸増加	0.0%	6.1%

ペマフィブラートの審査報告〔ピタバスタチン併用第Ⅲ相試験（K-877-13試験）〕より作成した。
K-877-13試験ではペマフィブラート0.05mg×2群，0.2mg×2群も実施している。
いずれかの群で5%以上に認められた有害事象の発現率をまとめた。
CK：クレアチンホスホキナーゼ

117

3 SPPARMαの安全性

おわりに

　ペマフィブラートの適正使用に必要な情報は，従来のフィブラート系薬と比較して，質，量ともに圧倒的に多い。そのほとんどで，従来のフィブラート系薬より安全に使用できる可能性が高いことが示されている。

　しかしながら，ペマフィブラートの添付文書の重要な基本的注意の項には，「腎機能に関する臨床検査値に異常が認められる患者に，本剤とスタチン系薬剤を併用する場合には，治療上やむを得ないと判断される場合にのみ併用すること。急激な腎機能悪化を伴う横紋筋融解症があらわれやすい」との記載がある。これはフェノフィブラートやベザフィブラートの添付文書にある記載と全く同じである。

　従来のフィブラート系薬については，長年の使用経験から，腎機能を悪化させる可能性がある，腎機能障害がそのリスクファクターになり得る，といわれている[3]。また，スタチン系薬との併用により，薬物動態学的な相互作用とそれに起因する横紋筋融解症が起こりやすいとされる[2,4,5]。しかしながら，ペマフィブラートの臨床試験にて，横紋筋融解症は起こっていない。スタチン系薬との薬物動態学的な相互作用もない。すなわち，この記載は臨床試験の結果を反映したものではない。

　臨床試験は，選ばれた患者を対象に，厳密な管理下に実施される。症例数も相対的に少ない。これらを考慮して，上述の記載に至っているものと推察される。臨床使用が進み，ペマフィブラートの安全性が確立されることを強く望む。

● 文 献

1) ペマフィブラート錠，審査報告書，独立行政法人医薬品医療機器総合機構，平成29年5月17日
2) Miller DB, Spence JD: Clinical pharmacokinetics of fibric acid derivatives (fibrates). Clin Pharmacokinet 34: 155-162, 1998
3) Kostapanos MS et al: Fenofibrate and the kidney: an overview. Eur J Clin Invest 43: 522-531, 2013
4) Lozada A, Dujovne CA: Drug interactions with fibric acids. Pharmacol Ther 63: 163-176, 1994
5) Becquemont L: Drug interactions with antilipemics. Therapie 58: 85-90, 2003

4 SPPARMαの幅広い使い方

1） 腎機能低下例

井口 登與志

はじめに

　フィブラート系脂質異常症改善薬は，血清トリグリセライド（TG）低下作用とHDLコレステロール上昇作用を示すPPARα作動薬であるが，血清クレアチニン上昇の副作用が認められることから，腎機能の低下した患者での使用が制限されてきた。一方，最近開発されたペマフィブラートは，PPARαの活性化および選択性を高めることを目的としてデザインされた次世代の選択的PPARαモジュレーター（SPPARMα）である[1,2]。ここでは，ペマフィブラートの臨床治験成績をもとに，腎機能への影響および腎機能低下例における使用での安全性について考察する。

　一方，フィブラート系薬は糖尿病性腎症や慢性腎臓病（CKD）に対する腎保護作用について，臨床研究や動物実験での報告がなされており，期待される。そこで本項では，自然発症2型糖尿病マウスの腎障害に対するペマフィブラート投与の効果を検討した自験成績を紹介し，ペマフィブラートの腎保護作用の可能性について若干の文献的考察を加えて考察する。

ペマフィブラートの腎機能検査値への影響

　フィブラート系脂質異常症改善薬は，血清クレアチニン上昇の副作用が認められることから，これまで腎機能の低下した患者での使用が制限されてきた。そこでペマフィブラートの第Ⅲ相臨床試験におけるフェノフィブラートとの比較検証試験の結果から，ペマフィブラートの腎機能への影響を検討する[3]。

4　SPPARMαの幅広い使い方

　図1にみられるように，ペマフィブラート0.2mg/日および0.4mg/日の投与は，第4週より24週までベースラインの値に比較しごくわずかなeGFRの低下を認めるものの，フェノフィブラート投与に比較するといずれのポイントにおいても低下率は有意に少なかった。また，血清クレアチニン値においても，ベースラインの値に比較してわずかな上昇で，フェノフィブラートに比較するといずれのポイントにおいても上昇率は有意に少なかった。筋肉に対する影響の少ない血清シスタチンC値についての検討でも同様の変動であり，フェノフィブラートと比較して，ペマフィブラートは血清シスタチンC値の上昇率は有意に少なかった。

　腎障害の副作用発現率の比較検討でも，フェノフィブラート投与では2例/76例（2.6%）に腎障害の発生を認めたが，ペマフィブラート投与では0.2mg/日および0.4mg/日のいずれも腎障害の発生を認めなかった（0例/73例および0例/74例）[3]。

　第Ⅲ相臨床試験において，糖尿病患者を対象としたプラセボとの比較検証試験も行われたが，上記の臨床試験と同様にペマフィブラート0.2mg/日および0.4mg/日投与において重篤な腎障害の副作用発現を認めず，腎機能検査値の有意な変動も認めなかった[4]。

腎機能低下例におけるペマフィブラート投与の安全性

　第Ⅲ相臨床試験における腎機能正常者群（n=8）に対する各腎機能障害者群のペマフィブラート0.2mg投与時の検討では，C_{max}およびAUC_{0-t}は，腎機能正常者群と比較して1.1〜1.6倍の増加がみられたが，腎機能障害の程度に依存した有意な上昇は認めなかった[5]。ペマフィブラートの主な排泄経路が胆汁排泄であることから，腎機能障害の程度はペマフィブラートの薬物動態に影響を及ぼさなかったものと考えられる。

　国内で実施した臨床試験の併合解析においてeGFR　60mL/min/1.73m²以上と未満の2群に分けて全副作用の発現比較した検討においても，ペマフィブラートの副作用発現頻度はeGFR　60mL/min/1.73m²以上および未満の両群ともにプラセボ群と比較して上昇を認めなかった[5]。ただし，腎機能障害

1) 腎機能低下例

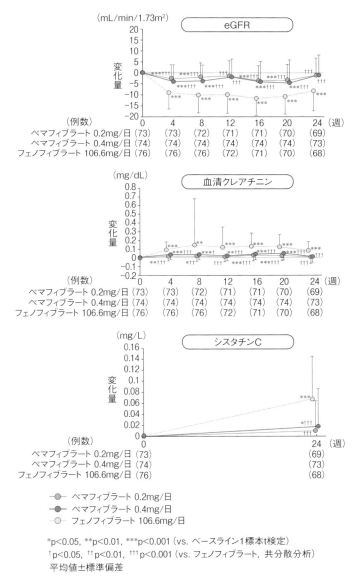

図1 ペマフィブラートによる腎機能検査値への影響（24週）

（文献3より改変）

者にペマフィブラートとHMG-CoA還元酵素阻害薬（スタチン）を併用したとき，横紋筋融解症に関連する副作用はプラセボ群の5.7%に比較し13.8%に上昇しており，腎機能障害時のスタチンとの併用については注意を要するものと考えられる[5]。

2型糖尿病*db/db*マウスにおけるペマフィブラートの腎保護効果

　フィブラート系薬の腎に与える影響としては，副作用としての血清クレアチニンの上昇がみられる一方で，腎保護作用の報告もあり注目される[6,7]。2型糖尿病9,795人に対してフェノフィブラートを5年間投与したFIELD試験のサブ解析の結果では，アルブミン尿を有意に減少させ，病期進展を抑制し，寛解を増加させた[7]。糖尿病マウスに対するフェノフィブラート投与の効果も報告されており，脂質・糖代謝の改善とともに，腎組織における脂質毒性を改善して糸球体障害や蛋白尿を改善する作用が示されている[8,9]。また，糖尿病以外の腎障害モデルでも，様々なPPARα活性化薬による腎障害改善効果が報告されている。そこで，筆者らは，2型糖尿病モデル*db/db*マウスを用いて，ペマフィブラートの腎保護効果とその機序について検討した[10]。

　ペマフィブラート短期投与（2週間）は，*db/db*マウスの空腹時血糖値に影響を及ぼさなかったが，血中中性脂肪値や遊離脂肪酸値を低下させた。また，*db/db*マウスで増加した尿中アルブミンおよび尿中8-OHdG排泄量を有意に抑制した。

　ジヒドロエチジウム（DHE）染色を用いた検討では，腎組織におけるスーパーオキシド産生の増加を有意に改善した（図2）。腎におけるスーパーオキシドの主な産生源であるNAD（P）Hオキシダーゼ-4（NOX4）発現量は*db/db*マウスで有意に亢進していたが，ペマフィブラート投与で改善した（図2）。さらに，NOX4の発現亢進の機序と考えられるPKC活性亢進も有意に抑制した（図2）。単離糸球体の検討では，PKC活性化の重要な調節因子であるジアシルグリセロール（DAG）含量は治療群で有意に低下していた（図2）。

　脂質代謝関連酵素の検討では，カルニチンパルミトイルトランスフェラーゼ-1

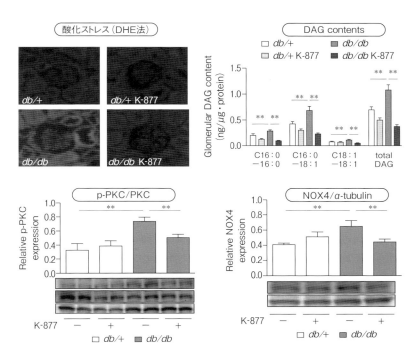

図2 ペマフィブラートのdb/dbマウス腎に対する酸化ストレス指標改善と DAG-PKC-NAD(P)Hオキシダーゼ系に対する効果

(文献10より改変,カラー図譜参照)

(CPT-1)やアシルCoAオキシダーゼ(ACO)発現量は,db/dbの治療群において有意な発現亢進を認め,また5'-AMP活性化プロテインキナーゼ(AMPK)αとアセチルCoAカルボキシラーゼ(ACC)のリン酸化が亢進していた。

ペマフィブラート長期投与(12週間)においては,尿中アルブミンおよび尿中8-OHdG排泄量の改善効果は持続しており,さらに組織学的にメサンギウム領域拡大の改善を確認できた(**図3**)。腎保護効果に加えて,空腹時血糖値の有意な改善を認め,また耐糖能の悪化を部分的に抑制した。膵島インスリン含量の改善とインスリン抵抗性の改善も認めた。

4 SPPARMαの幅広い使い方

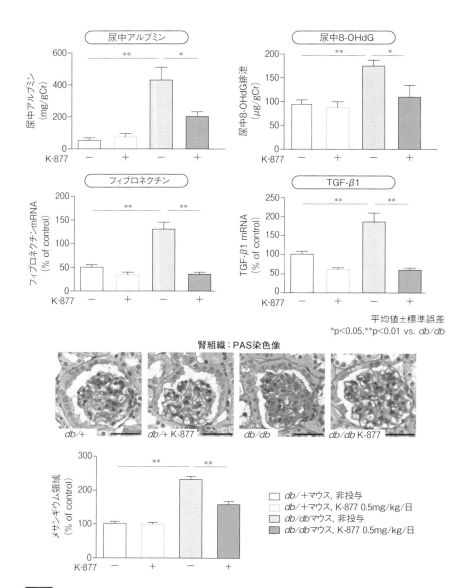

図3 db/dbマウス（第24週齢）のアルブミン尿，酸化ストレス指標増加および腎糸球体組織異常に対するペマフィブラートの改善効果

（文献10より改変，カラー図譜参照）

考察

　フィブラート系薬は，血清トランスアミナーゼやクレアチニンなどの臨床検査値異常が副作用として認められることがあるため，肝疾患や腎機能が低下した患者での使用が制限されてきた。ペマフィブラートは，PPARαの活性化および選択性を高めることにより，より強力でかつこれらの副作用を抑えることを目的に開発された次世代の選択的PPARαモジュレーター（SPPARMα）である。

　本項で示したように，第Ⅲ相臨床試験でペマフィブラートは，24週までの結果ではeGFRはわずかに低下しているが，フェノフィブラートに比較すると有意にその低下率は低く，血清クレアチニン値の上昇についても，上昇率は有意に低かった。また，急性腎障害という観点からも第Ⅲ相臨床試験の結果からは報告例がなかった。

　今後，実臨床におけるデータの集積が必要であるが，これまでのフィブラート系薬との比較では，腎機能に与える影響の安全性に優れていることが示唆される。また，腎機能低下例での使用については，ペマフィブラートが主に胆汁排泄であることより血中濃度は影響を受けにくく，臨床試験においても腎機能低下以外の副作用の増加も認めず安全性の向上が示唆された。

　フィブラート系薬は，副作用としての血清クレアチニンの上昇が認められる一方で，糖尿病性腎症やその他のCKDに対する腎保護作用を示唆する臨床試験でのサブ解析の結果や動物実験での報告もあり期待される。本項では，2型糖尿病モデル*db/db*マウスを用いて，ペマフィブラートの腎保護効果とその機序について検討した。ペマフィブラートは血中の脂質・糖代謝の改善効果ばかりでなく，腎実質細胞でのPPARα活性化作用を介して，糖尿病腎実質細胞で蓄積したDAGを含む細胞内脂肪蓄積を改善し，PKC-NAD（P）Hオキシダーゼ系の活性化改善，活性酸素産生亢進を改善して腎保護効果をもたらす可能性が示唆された。

おわりに

　フィブラート系薬は，中等度以上の腎機能低下の患者には禁忌となって

4 SPPARMαの幅広い使い方

おり，腎保護作用の期待にもかかわらず，実診療の場では腎機能低下例には用いられないのが現状であった。さらに，心血管障害を有する患者には腎機能低下例も多く，PPARα活性化薬を広く有効に使用するために，腎機能低下例でもできるだけ安全に使用できる薬剤の開発が期待されていた。

ペマフィブラートは本項で示したように，従来のフィブラート系薬に比較して腎機能低下例での使用における安全性は大きく向上しており，中等度までの腎機能低下例では比較的安全に使用できることが示唆される。今後，さらに幅広い腎機能低下例での安全性が確立され，また腎保護作用についても臨床において実証されることが期待される。なお，つい最近，腎機能低下例におけるペマフィブラート長期使用の効果と安全性について検討した結果をYokoteらが報告しているので，参考にされたい[11]。

● 文 献

1) Yamazaki Y et al: Design and synthesis of highly potent and selective human peroxisome proliferator-activated receptor alpha agonists. Bioorg Med Chem Lett 17: 4689-4693, 2007

2) Fruchart JC: Selective peroxisome proliferator-activated receptor α modulators (SPPARMα): the next generation of peroxisome proliferator-activated receptor α -agonists. Cardiovasc Diabetol 12: 82, 2013

3) Ishibashi S et al: Efficacy and safety of pemafibrate (K-877), a selective peroxisome proliferator-activated receptor α modulator, in patients with dyslipidemia: Results from a 24-week, randomized, double blind, active-controlled, phase 3 trial. J Clin Lipidol 12: 173-184, 2018

4) Araki E et al: Effects of Pemafibrate, a Novel Selective PPAR α Modulator, on Lipid and Glucose Metabolism in Patients With Type 2 Diabetes and Hypertriglyceridemia: A Randomized, Double-Blind, Placebo-Controlled, Phase 3 Trial. Diabetes Care 41: 538-546, 2018

5) 医薬品インタビューフォーム 高脂血症治療剤パルモディア錠

6) Ansquer JC et al: Fenofibrates reduces progression to microalbuminuria over 3 years in a placebo-controlled study in type 2 diabetes: results from the Diabetes Atherosclerosis Intervention Study (DAIS). Am J Kidney Dis 45: 485-493, 2005

7) Davis TM et al: Effects of fenofibrate on renal function in patients with type 2 diabetes mellitus: the Fenofibrate Intervention and Event Lowering in Diabetes (FIELD) Study. Diabetologia 54: 280-290, 2011

8) Park CW et al: PPARalpha agonist fenofibrate improves diabetic nephropathy in db/db mice. Kidney Int 69: 1511-1517, 2006

9) Hong YA et al: Fenofibrate improves renal lipotoxicity through activation of AMPK-PGC-1 α in db/db mice. PLoS One 9: e96147, 2014

10) Maki T et al: Renoprotective effect of a novel selective PPAR α modulator K-877 in db/db mice: A role of diacylglycerol-protein kinase C-NAD(P)H oxidase pathway. Metabolism 71: 33-45, 2017

11) Yokote K et al; Of The K-Study Group OB: Long-Term Efficacy and Safety of Pemafibrate, a Novel Selective Peroxisome Proliferator-Activated Receptor- α Modulator (SPPARM α), in Dyslipidemic Patients with Renal Impairment. Int J Mol Sci 20: pii: E706, 2019

4 SPPARMαの幅広い使い方

2) NASH

中島 淳　　本多 靖　　米田 正人

はじめに

　非アルコール性脂肪肝炎（nonalcoholic steatohepatitis: NASH）は飲酒習慣のない非アルコール性脂肪性肝疾患（nonalcoholic fatty liver disease: NAFLD）患者の一部から進展する慢性肝炎で，肝硬変および肝臓がんを発症する新興疾患である。最近のメタ解析によると，先進国ではNAFLD患者は全人口の25%と推測され，非常に母集団が大きい疾患であり，肝疾患では患者数が最多の疾患である。本疾患の保険適応のある治療法はいまだ認可されていないが，米国では5兆円市場といわれ，新薬開発が盛んな領域でもある。

　NASHの母集団であるNAFLDは，わが国では検診や人間ドックで指摘はされるものの治療法がなく，半ば放置の状況である。一方で，NASH/NAFLDではその半数以上に糖尿病や脂質異常症，高血圧を伴うことが知られている。欧米では肝疾患であるNASHの死因の第1位は心血管イベントである。以上より，NASHの治療においては，ALTなどの肝障害の改善に加え脂質異常症の改善が求められることになる。自覚症状のない慢性疾患であるため，有害事象がなく，肝障害の改善に加え脂質異常症の改善が新薬に期待される条件である。

　NAFLDにおいては，NASHかNASHではないかという問題よりも，肝臓の線維化が予後を規定するということが近年認識されてきた。つまり，NAFLDの死因は心血管イベントが最多であるが，その心血管イベントも含めて肝臓の線維化が予後を決めることがわかってきた。

　各種新薬の開発が行われているが，肝臓の炎症や線維化の改善を求めても，

血清LDLコレステロールが増加するなどの問題が起きている。以上のような背景で，NASH新薬では，肝臓の炎症や線維化，発がんリスクの低減などの肝臓疾患の治療と脂質異常症の改善などに加え，心血管イベントの抑制効果が求められる条件となっている。

NASHの病態

NAFLDは単純性脂肪肝（NAFL）から慢性肝炎であるNASH，さらには肝硬変に至る広い範囲のスペクトラムからなる疾患である（図1）。我々は肝生検で厳密に診断したNAFLおよびNASH患者において，肝生検組織における遺伝子発現解析を行ったところ，NAFLに比べNASHでは脂肪滴の多量蓄積にもかかわらずMTTPの有意な抑制が最も特徴的であり，SREBPは抑制されず，PPARαの発現は有意に抑制されていた（図2）[1]。

この結果は，NASHでは肝臓での多量の脂肪蓄積があるにもかかわらずVLDL分泌の律速段階であるMTTPが抑制され肝臓から脂質の分泌ができ

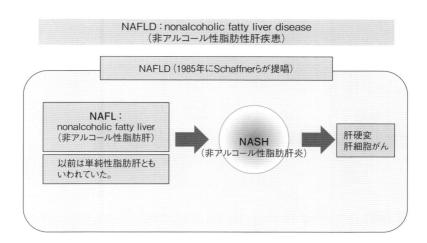

図1 NAFLDの疾患概念図

（NAFLD/NASH 診療ガイドライン 2014 より改変）

4 SPPARMαの幅広い使い方

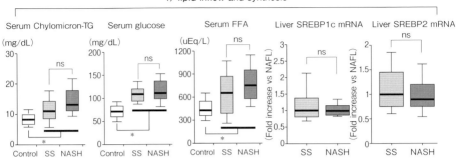

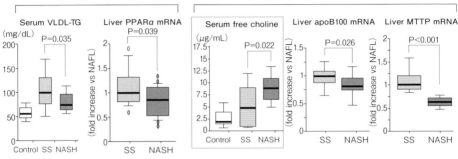

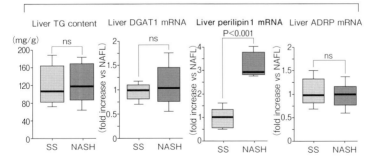

図2 NAFL（SS）とNASH患者からの肝生検検体での脂質関連遺伝子の発現解析

NAFL（SS）とNASHの違いは，肝臓への脂質流入系では有意差がなく，NASHではNAFL（SS）に比べ肝臓からの脂質分泌能の有意な低下と，肝臓における脂質燃焼系（PPAR α発現）の低下を認めた．また過剰な肝臓内脂肪蓄積にもかかわらず肝臓内での脂肪合成系は抑制されなかった．

（文献1より）

2) NASH

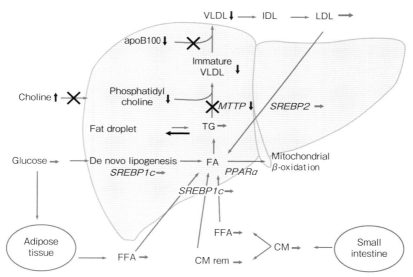

図3 脂質代謝の面からみた NASH 病態
図2の結果をシェーマで示した。

(文献2より)

ない状況であること，多量の脂肪蓄積にもかかわらず脂質合成系は抑制されていないこと，脂質燃焼系であるPPARαはむしろ抑制されていることを示している（図3）。以上の脂質代謝に注目したNASH病態解析から，NASH治療の一つのオプションはPPARαの活性化が非常に理にかなっていることが推測される。

PPARαは代謝活性の高い組織（肝臓，心筋，骨格筋，小腸粘膜，褐色脂肪組織など）に発現し，脂肪酸代謝やエネルギー代謝の制御に関与している。脂肪酸濃度が上昇すると，肝臓への脂肪酸の取り込みが上昇し，PPARαが活性化される。PPARαの活性化により，その標的遺伝子が発現し，脂肪酸酸化が亢進する。この結果，肝臓におけるエネルギーの燃焼が促進され，脂肪蓄積が減少する。一方で，PPARαの遺伝子発現の低下や，脂肪酸酸化

が低下すると、エネルギー消費が低下し、NAFLDの原因となると考えられる。脂肪酸酸化の低下は、遺伝的素因や、代謝障害、薬剤などの毒性因子などにより生じる。事実、PPARα欠損マウスでは重症の脂肪肝、脂肪肝炎を発症することが報告されている[2]。また、前述のとおり我々は、ヒトにおいてNAFLに比しNASHでは、肝臓におけるPPARαのmRNAが有意に低下していることを報告している[1]。これらのことを考慮すると、PPARαがNAFLDにおいて重要であり、創薬のターゲットとなる可能性は高いと考えられる。

　しかし、PPARαアゴニストであるフィブラート系薬は、動物実験ではNAFLDへの有用性の報告があるものの、実臨床におけるその有用性は明らかではない。NASHモデルとして頻用されるMCDD（methionine choline-deficient diet）モデルなどにおいて、Wy-14643やフェノフィブラートは肝臓の脂質や脂質過酸化物の貯留を減少し、脂肪肝や炎症を改善、さらには線維化をも抑制した[2-5]。一方、ヒトを対象としたフィブラート系薬のNAFLDへの効果を検討した報告はあるものの、結果は様々であり、また研究デザインやサンプルサイズの少なさ、治療効果判定の方法に問題があり、未だその有用性は認められていない[6-11]。Fernández-Mirandaらは、NASH患者に対するパイロット試験で、肝生検による組織評価を行い肝細胞のバルーニングの改善を有意に認めたが、肝細胞の脂肪化、炎症、線維化の有意な改善は認めなかったと報告している[11]。

ペマフィブラートのNASHへの治療効果

　フィブラート系薬の副作用には、肝機能障害や腎機能障害、血中ホモシステインの上昇などがある。また、わが国ではスタチンとフィブラート系薬との併用は、腎機能検査値に異常がある場合には原則禁忌とされており、腎機能正常者を含めて併用されにくい状況にある。このような既存のフィブラート系薬の弱点を克服する薬剤として提唱されたのがSPPARMαである[12]。SPPARMαは選択的かつ組織特異的に作用することで、既存のフィブラート系薬と同等以上の効果を持ちながら、副作用が最小限であるというコンセ

2) NASH

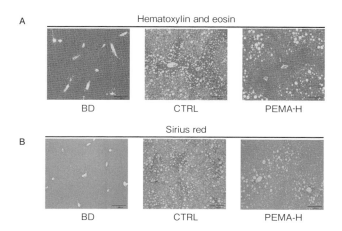

図4 動物実験におけるペマフィブラートのNAFLD治療効果
A：HE染色，B：Sirius Red染色，C：病理スコア
（文献13より引用，一部改変，カラー図譜参照）

プトを持つ薬剤である．ペマフィブラートはSPPARMαのコンセプトに基づき研究開発が進められ，脂質異常症治療薬として発売されている．

我々は，動物モデルを用いた非臨床試験において，ペマフィブラートのNAFLDへの治療効果を報告した[13]．高脂肪・高フルクトース・コレステロール添加食を負荷した過栄養食餌誘発性NASHモデルを使用し，ペマフィブラートの治療効果を検討した．ペマフィブラートは脂質異常だけでなく肝機能も改善し，さらには肝脂肪化，線維化といった病理学評価においても，遺伝子発現レベルでもNASH改善効果を示した（**図4，5**）．ペマフィブラートは，

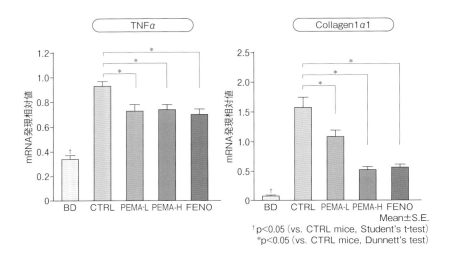

図5 肝臓における炎症・線維化への影響（C57BL/6Jマウス）
方法：2週齢のC57BL/6Jマウスを，BD群（通常食），CTRL群（高脂肪食），PEMA-L群（高脂肪食＋ペマフィブラート0.4mg/kg），PEMA-H群（高脂肪食＋ペマフィブラート1.3mg/kg），FENO群（高脂肪食＋フェノフィブラート666.7mg/kg）の5群に分けて8週飼育し，肝臓における炎症と線維化への影響を検討した（n=5-10）。

（文献13より）

肝臓への脂質流入や肝臓からの脂質排出を司る遺伝子群を調節することで肝臓での脂質代謝を改善させるとともに，UCP3（uncoupling protein 3）遺伝子の発現を上昇させエネルギー代謝を改善させることで，NAFLD病態に寄与すると考えられた。

臨床においては，ペマフィブラートのNAFLDへの効果は未だ不明であるが，脂質異常症患者における国内第Ⅱ相試験[14]では，NAFLDへの有用性があると推察されている。同試験では，脂質異常症患者にペマフィブラート0.2mg（1日2回）が投与され，フェノフィブラート100mg（1日1回）の投与に比べ，TGの低下率（-42.7% vs. -29.7%）およびHDL-C（21.0% vs. 14.3%）の上昇率が大きかった。さらに，ペマフィブラートの投与によりALTやγ-GTPといった肝機能検査値は低下しており，NAFLD治療に有効

2) NASH

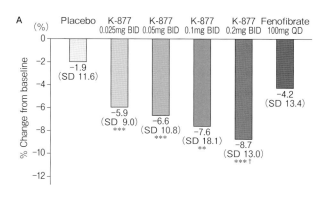

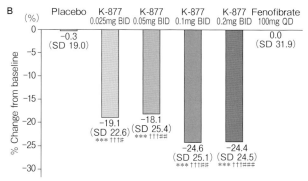

*p<0.05, **p<0.01, ***p<0.001 vs. Week 0 (Wilcoxon signed rank test)
†p<0.05, ††p<0.01, †††p<0.001 vs. Placebo (Wilcoxon rank sum test)
#p<0.05, ##p<0.01, ###p<0.001 vs. Fenofibrate 100mg/day (Wilcoxon rank sum test)

図6 脂質異常症患者に対するペマフィブラート(K-877)投与時のALT低下作用(A), γ-GTP低下作用(B)

(文献14より作成)

である可能性が示唆された(**図6**)。

有害事象はペマフィブラートとフェノフィブラートは同程度であったが, 副作用発現率はペマフィブラートで2.7〜5.4%, フェノフィブラートで10.8%であった。また, 従来の報告どおり, フェノフィブラートではクレア

135

4 SPPARMαの幅広い使い方

チニンやホモシステインの有意な上昇が認められ，副作用としての肝障害（肝機能が正常上限以上）の発生率が高かった。一方，ペマフィブラートは，クレアチニンやホモシステインの上昇を起こしにくいことが確認された。

以上の非臨床および臨床治験の結果から，ペマフィブラートはNAFLD/NASHの治療にこれまでのフィブラート系薬では肝障害や腎障害で使えなかった問題を回避でき，かつより強力なPPARαアゴニストとしての薬効が期待できると考えられる。このような背景で現在ペマフィブラートのNAFLDへの有効性と安全性の評価のための臨床治験が国内で行われており，その結果が待たれるところである（ClinicalTrials.gov Identifier: NCT03350165）。

現在の臨床現場で

現在，わが国ではペマフィブラートが使用可能になっている。これまでのフィブラート系薬より安全性が高く，選択性が高い薬剤が使えるようになったわけである。したがって，我々臨床家としては，保険適応である脂質異常症の治療においては脂肪肝の有無に留意して使うことが望ましいのではないかと思う。投与前後でALT/ASTなどの肝機能の改善が期待される。

おわりに

以前よりPPARαはNAFLD治療の創薬ターゲットであったが，既存のPPARαアゴニストはその効果を示すことができなかった。既存のPPARαアゴニストが持つ弱点を克服した薬剤であるペマフィブラートは，動物実験においてNAFLDへの有用性が報告され，また脂質異常症患者における臨床試験では，肝機能障害改善の可能性も示された。我々のNASH患者を対象とした解析でも，肝臓におけるPPARαの発現低下は，本疾患で欠損している代謝系を補強する意味できわめて理にかなった原因療法である可能性が高いと考えられた。今後，NAFLDでの臨床試験が行われ，ペマフィブラートがNAFLD治療の現状を打破する薬剤となることを期待したい。

文 献

1) Fujita K et al: Dysfunctional very-low-density lipoprotein synthesis and release is a key factor in nonalcoholic steatohepatitis pathogenesis. Hepatology 50: 772-780, 2009

2) Ip E et al: Central role of PPARα-dependent hepatic lipid turnover in dietary steatohepatitis in mice. Hepatology 38: 123-132, 2003

3) Ip E et al: Administration of the potent PPARalpha agonist, Wy-14,643, reverses nutritional fibrosis and steatohepatitis in mice. Hepatology 39: 1286-1296, 2004

4) Shiri-Sverdlov R et al: Early diet-induced non-alcoholic steatohepatitis in APOE2 knock-in mice and its prevention by fibrates. J Hepatol 44: 732-741, 2006

5) Larter CZ et al: Peroxisome proliferator-activated receptor-α agonist, Wy 14,643, improves metabolic indices, steatosis and ballooning in diabetic mice with non-alcoholic steatohepatitis. J Gastroenterol Hepatol 27: 341-350, 2012

6) Laurin J et al: Ursodeoxycholic acid or clofibrate in the treatment of non-alcohol-induced steatohepatitis: a pilot study. Hepatology 23: 1464-1467, 1996

7) Basaranoglu M et al: A controlled trial of gemfibrozil in the treatment of patients with nonalcoholic steatohepatitis. J Hepatol 31: 384, 1999

8) Nakamuta M et al: Short-term intensive treatment for donors with hepatic steatosis in living-donor liver transplantation. Transplantation 80: 608-612, 2005

9) Athyros VG et al: Effect of multifactorial treatment on non-alcoholic fatty liver disease in metabolic syndrome: a randomised study. Curr Med Res Opin 22: 873-883, 2006

10) Bajaj M et al: Effects of peroxisome proliferator-activated receptor (PPAR)-alpha and PPAR-gamma agonists on glucose and lipid metabolism in patients with type 2 diabetes mellitus. Diabetologia 50: 1723-1731, 2007

11) Fernández-Miranda C et al: A pilot trial of fenofibrate for the treatment of non-alcoholic fatty liver disease. Dig Liver Dis 40: 200-205, 2008

12) Fruchart JC: Selective peroxisome proliferator-activated receptor α modulators (SPPARMα): the next generation of peroxisome proliferator-activated receptor α -agonists. Cardiovasc Diabetol 12: 82, 2013

13) Honda Y et al: Pemafibrate, a novel selective peroxisome proliferator-activated receptor alpha modulator, improves the pathogenesis in a rodent model of nonalcoholic steatohepatitis. Sci Rep 7: 42477, 2017

14) Ishibashi S et al: Effects of K-877, a novel selective PPARα modulator (SPPARMα), in dyslipidaemic patients: A randomized, double blind, active- and placebo-controlled, phase 2 trial. Atherosclerosis 249: 36-43, 2016

4 SPPARMαの幅広い使い方

3) 肥満・メタボリックシンドローム

島袋 充生

はじめに

　肥満者は，脂質異常症，耐糖能障害，高血圧症といった動脈硬化症リスクを合併しやすく，心臓血管病を起こしやすい。肥満のなかでも，内臓脂肪型肥満は皮下脂肪型肥満に比べ，動脈硬化症リスクが重積しやすく，心臓血管病が起こりやすい（図1）。内臓脂肪型肥満に伴う動脈硬化症リスク

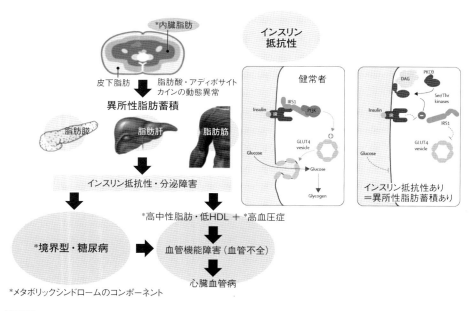

図1 内臓脂肪・異所性脂肪蓄積，メタボリックシンドロームと心臓血管病
（文献4より改変）

の集積はメタボリックシンドロームと呼ばれ，2005年，わが国独自の診断基準が策定された。2008年からメタボリックシンドロームに注目した特定健康診査・特定保健指導が全国規模で実施されている。

　メタボリックシンドロームの介入方法として重要なことは，カロリー摂取を減らしカロリー消費を増やすこと，すなわち食事，運動療法で減量を図ることである。メタボリックシンドロームの発症やその合併症を予防する薬物療法として，複数の薬剤が挙げられる。脂肪細胞でペルオキシソーム増殖剤活性化受容体（peroxisome proliferator-activated receptors: PPARs）のサブタイプPPARαの活性化剤フィブラートは，肥満・メタボリックシンドロームにおける薬剤として広く使われてきた[1]（図2）。最近，その改良型ともいえる選択的PPARαモジュレーター（selective PPARα modulator: SPPARMα）[2,3]が臨床現場で使用できるようになった。本項では肥満・メタボリックシンドロームにおけるSPPARMαの有効性について考えてみたい。

肥満・メタボリックシンドロームとPPARα

　生体内に占める脂肪量は，カロリー摂取（摂食）とエネルギー利用の動的な平衡状態の結果決定される。エネルギー摂取がエネルギー利用を長期にわたり上回るとき，脂肪蓄積（肥満）が起こる。内臓脂肪細胞への脂肪蓄積が，インスリン抵抗性，耐糖能異常，脂質異常症，高血圧を同時に起こす病態の中心と考えられる。

　脂肪細胞における脂肪の蓄積能力が限界に達したとき，脂肪は，肝臓，骨格筋，膵β細胞，心臓といった脂肪細胞以外の組織（non-adipose tissue）に到達し，蓄積するようになる。これを異所性脂肪蓄積と呼ぶ[4]。異所性脂肪蓄積は，インスリン作用を阻害し，耐糖能異常を起こす機序の一つとなる（リポトキシシティ＝脂肪毒性）[5]。

　PPARsは，リガンド応答性の核内受容体型転写因子である。PPARα，PPARγ，PPARδ（β）のサブタイプがあり，臓器毎で発現の程度が異なる（図2）[1,6]。他の核内受容体型転写因子であるRXR（retinoid X receptor）とヘテロ2量体を形成し，標的遺伝子特異的なDNA認識配列（peroxisome

4 SPPARMαの幅広い使い方

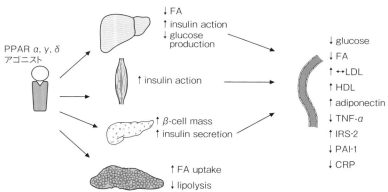

図2 PPARsと糖・脂質代謝

(文献6より改変)

proliferator response element: PPRE) に結合して選択的な遺伝子発現調節に関わる。PPARは, 主としてエネルギーバランスに関わる遺伝子の発現調節に関わる。脂肪組織では, 脂肪細胞の分化と脂肪蓄積能に関わる作用を含む多彩な作用があり, 肥満およびインスリン抵抗性の発現するメカニズムで重要な役割を果たす (図2)。

PPARαは, 肝臓, 骨格筋, 心臓, 腎臓, 消化管で発現している。肝臓, 骨格筋で脂肪酸の流入を促進し, ペルオキシソームおよびミトコンドリアにおける脂肪酸酸化を亢進する作用が重要である[1]。PPARα活性化剤 (フィ

ブラート薬）は脂肪酸輸送蛋白（fatty acid transport proteins: FATP），ア
シルCoA合成酵素（acyl-CoA synthetase: ACS），カルニチンパルミチン酸
転移酵素（carnitine palmitoyl transferase 1: CPT1），HMGCS2（3-hydroxy-
3-methylglutaryl coenzyme A synthase）といった脂肪酸代謝に関わる分子
の遺伝子を誘導し，脂肪酸 β 酸化，ケトン体合成を促す。

　高脂肪食負荷，遺伝性肥満モデル（ZDF fa/fa rat）でPPAR α を活性化
すると，内臓脂肪が減りインスリン感受性が改善する[5]。脂肪組織から肝臓
への脂肪の動員，脂肪組織量の減少，肝臓での脂肪酸酸化亢進，肝臓およ
び骨格筋での中性脂肪含量低下により，結果的にインスリン抵抗性が改善
したと考えられる。すなわち肝臓での遊離脂肪酸利用の亢進により，脂肪
蓄積によるインスリン抵抗性「脂肪毒性」を改善し，糖・脂質代謝異常を
是正したと考えられる。

　我々は，膵 β 細胞でもPPAR α が脂肪酸酸化および合成系酵素の発現に重
要であり，PPAR α 活性化が，肥満・インスリン抵抗性モデルの膵 β 細胞で「脂
肪毒性」を解除し，インスリン分泌能を改善することを示した[4,5]。

肥満・メタボリックシンドロームとPPAR α 活性化剤 フィブラート

　メタボリックシンドロームのコンポーネントである高中性脂肪血症／低
HDLコレステロール（HDL-C）血症，高血糖，高血圧，内臓肥満は，それ
ぞれがPPAR α 活性化剤の標的作用となる[1]。PPAR α 活性化剤であるフィ
ブラート薬は，PPAR α を活性化して，脂肪酸酸化酵素（ACO），アポA，
リポ蛋白リパーゼ（LPL）の発現と活性を増加させ，中性脂肪低下作用と
HDLコレステロール上昇作用を有する[7]。またフィブラート薬は，肝臓，骨
格筋の遊離脂肪酸酸化を亢進することでインスリン抵抗性を改善し，血中
の脂質プロファイルを改善したと考えられる[7]。

　フィブラート薬は，炎症・酸化ストレスへの効果および糖尿病網膜症の
進展抑制効果も報告されている[1-3]。アディポネクチン濃度も上昇させるため，
PPARアゴニストの脂肪細胞における作用も示されている[1-3]。

4　SPPARMαの幅広い使い方

　国内では，フィブラート製剤として従来ベザフィブラートとフェノフィブラートがあった。ベザフィブラートとフェノフィブラートの臨床試験について述べる。

　FIELD試験（Fenofibrate Intervention and Event Lowering in Diabetes-study）は，脂質低下薬を投与されていない2型糖尿病患者（50〜75歳）で，フィブラートのプラセボ対照二重盲検試験で一次アウトカム（冠動脈心疾患イベント，冠動脈死，非致死性心筋梗塞）で有意差が出なかった[8]。脂質低下薬（主にスタチン系薬剤）を開始した患者の割合がプラセボ群で有意に高かった（8 vs. 17%，p＜0.0001），脂質異常症のない2型糖尿病患者が含まれるなど，対象選択に問題があったと考えられている。

　最近報告されたACCORD-Lipid長期試験では，フェノフィブラートは，高中性脂肪血症と低HDL-C血症を持つ2型糖尿病で，心血管イベント抑制効果があることが改めて確認された[9]。また，フィブラート（ベザフィブラートとフェノフィブラート）の22の無作為化試験（11,402症例）のメタ解析では，フィブラートで，HbA1cは変わらないが，血糖（−5mg/dL），インスリン（−0.56μIU/mL）が低下していた[10]。ただし，ベザフィブラートは3つのPPARアイソフォーム（α，γ，δ）の活性化作用（pan PPAR activator）を持つため[11]，PPARα選択的なフェノフィブラートと比べ，より血糖低下作用，インスリン抵抗性改善作用が出やすい可能性がある[12]。空腹時高血糖303人のうち平均6.2年で，ベザフィブラート投与群は糖尿病発症率が低く（54% vs. 42%，ハザード比0.70），発症までの期間も平均10カ月遅延したという[13]。

　一方，フィブラート薬には，横紋筋融解症，肝機能障害等の重大な副作用が報告されている[1,7]。フィブラート系薬とHMG-CoA還元酵素阻害薬（スタチン）を併用すると，薬剤単独投与時に比べて横紋筋融解症発現の危険性が高まるとされる。そのため，腎機能の低下した症例では，急激な腎機能悪化を伴う横紋筋融解症の危険性が高いことから，両薬物の併用は，最近まで原則的に併用禁忌とされていた。

　しかし，2018年4月11日，日本動脈硬化学会が，高選択性PPARα作動薬（SPPARMα）の発売を契機に，エビデンスと併用の有用性に基づき，スタチンとフィブラート系薬の原則禁忌の制限の撤廃を求めた。2018年10

142

月16日，厚労省医薬・生活衛生局医薬安全対策課は両薬剤併用について緩和方針を出した。

すなわち，スタチンの添付文書では「原則併用禁忌」の項の「フィブラート系薬剤（ベザフィブラート等）」を削除すると同時に，「基本的な注意事項」に以下を追記するとした。「腎機能に関する臨床検査値に異常が認められる患者に，本剤とフィブラート系薬剤を併用する場合には，治療上やむを得ないと判断される場合にのみ併用すること。急激な腎機能悪化を伴う横紋筋融解症があらわれやすい。やむを得ず併用する場合には，定期的に腎機能検査等を実施し，自覚症状（筋肉痛，脱力感）の発現，CK（CPK）上昇，血中及び尿中ミオグロビン上昇並びに血清クレアチニン上昇等の腎機能の悪化を認めた場合は直ちに投与を中止すること。」と記載されている。

また，ペマフィブラート（パルモディア®）の添付文書では，両者の併用は（原則禁忌ではなく）慎重投与とされ，「腎機能に関する臨床検査値に異常が認められる患者に，本剤とHMG-CoA還元酵素阻害薬を併用する場合には，治療上やむを得ないと判断される場合にのみ併用すること。急激な腎機能悪化を伴う横紋筋融解症があらわれやすい。やむを得ず併用する場合には，本剤を少量から投与開始するとともに，定期的に腎機能検査等を実施し，自覚症状（筋肉痛，脱力感）の発現，CK（CPK）上昇，血中及び尿中ミオグロビン上昇並びに血清クレアチニン上昇等の腎機能の悪化を認めた場合は直ちに投与を中止すること。」と注記されている。

肥満・メタボリックシンドロームにおけるSPPARMαの使い方

SPPARMαは，従来のフィブラート製剤よりもPPARαを介した標的作用の選択性が高く（有効性が高く），標的外作用が出にくい（副作用が少ない）という特徴を表す概念で，Fruchartにより提唱された[2,3]（図3）。わが国で開発されたペマフィブラート（K-877）がSPPARMαとして世界で初めて上市され，2018年5月保険収載となった。ペマフィブラートは従来のフィブラートよりトリグリセライド（TG）低下作用およびHDL-C上昇作用が強く[14-16]，

4 SPPARMαの幅広い使い方

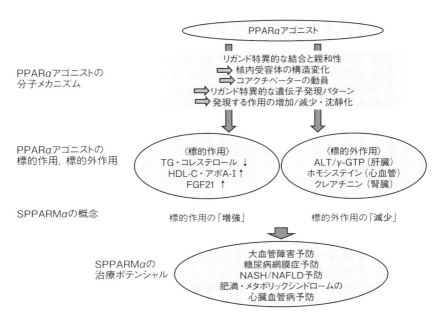

図3 SPPARMαの概念と治療のポテンシャル

(文献2より改変)

副作用が少ないこと[15,16]、スタチンとの併用でも副作用が増えないこと[17]、が確認された。

高中性脂肪血症（空腹時TG≧150mg/dL）を持つ2型糖尿病（HbA1c≧6.2%）で、ペマフィブラートは、24週後プラセボに対して中性脂肪を45%低下、non-HDL-C、レムナントリポ蛋白コレステロール、アポB100、アポB48も低下させた[18]。HDL-CとアポA-I増加もみられた。ペマフィブラート0.2mgは、空腹時血糖、インスリン、グリコアルブミン、HbA1cを改善しなかったが、インスリン抵抗性指標HOMA-IRを低下させた。また血中FGF21を増加させた。FGF21は、肥満2型糖尿病モデルの白色脂肪細胞で増加し、減量、血糖・脂質低下と関係する[19,20]。

脂質異常症（空腹時TG≧150mg/dL および HDL-C 男性≦50mg/dL、女

性≦55mg/dL）での無作為化二重盲検比較では，中性脂肪はペマフィブラート0.2mg, 0.4mgとも−46%, vs. フェノフィブラート106.6mg −40%であった。総コレステロール（TC），non-HDL-C，アポB，VLDL-Cはペマフィブラートで有意に低下，アポA-I，A-Ⅱは両薬剤で同程度に増加した。一方，FGF21はペマフィブラート0.4mgで増加した。ALT，AST，γGTP，クレアチニンおよびシスタチンCはフェノフィブラート群でのみ増加した[16]。

　スタチン内服後の高中性脂肪血症残余リスクに対して2つのフェーズ2試験がある。ピタバスタチン内服後（中性脂肪347-382mg/dL，LDL-C 116-125mg/dL）の4群比較では，ペマフィブラート（プラセボ，0.1, 0.2 or 0.4mg/日）は，中性脂肪を−46.1%，−53.4%，−52%といずれも低下させた[17]。併用はHDL-C（+12.7-19.7%），アポA-I（+1.5-6.6%），アポA-Ⅱ（+18.5-27.6%）を増加，non-HDL-C（−10.7-13.1%），アポB（−7.9-8.6%）を低下させた。ペマフィブラート併用は，抗動脈硬化性のHDLおよびLDLリポ蛋白サブクラスを増加させた[17]。このような併用効果は，スタチンの種類（アトルバスタチン，ロスバスタチン，ピタバスタチン）に限らず観察された[21]。2つのフェーズ2試験とも，CPK，肝酵素，クレアチニンは併用で増加しなかった[17,21]。

　国際臨床試験としてPemafibrate to reduce cardiovascular outcomes by reducing triglycerides in diabetic patients（PROMINENT, NCT03071692）が現在進行している。PROMINENTは，糖尿病で高TG血症と低HDL-C血症（空腹時TGs≧200 to＜500mg/dL，HDL-C≦40mg/dL）を合併した患者を対象に，高用量のスタチンにペマフィブラート0.4mgを追加投与することで心血管イベント（4 point MACE）を抑制するかどうかをプライマリーアウトカムとし，アポA-I，アポC-Ⅲ，アポE，随時レムナント，non-HDL-Cを含む脂質変化をセカンダリーアウトカムとして検証している。

　フィブラートの心血管イベント抑制効果については，特に対象患者の選択について未だ議論がある。ACCORD-Lipid長期試験では，高中性脂肪血症と低HDL-C血症を持つ2型糖尿病で，心血管イベント抑制効果があることが確認された[9]。PROMINENTは，SPPARMαの臨床的有効性を大規模臨床試験で初めて確認すること，メタボリックシンドロームと心臓血管イベントの関係に新たな知見をもたらす重要な試験と考えられる。

4 SPPARMαの幅広い使い方

文 献

1) Botta M et al: PPAR Agonists and Metabolic Syndrome: An Established Role? Int J Mol Sci 19: pii: E1197, 2018

2) Fruchart JC: Selective peroxisome proliferator-activated receptor α modulators (SPPARMα): the next generation of peroxisome proliferator-activated receptor α -agonists. Cardiovasc Diabetol 12: 82, 2013

3) Fruchart JC: Pemafibrate (K-877), a novel selective peroxisome proliferator-activated receptor alpha modulator for management of atherogenic dyslipidaemia. Cardiovasc Diabetol 16: 124, 2017

4) Shimabukuro M: Cardiac adiposity and global cardiometabolic risk: new concept and clinical implication. Circ J 73: 27-34, 2009

5) Unger RH: Lipotoxic diseases. Annu Rev Med 53: 319-336, 2002

6) Gilde AJ et al: Peroxisome Proliferator-Activated Receptors at the Crossroads of Obesity, Diabetes, and Cardiovascular Disease. J Am Coll Cardiol 48(9, Supplement): A24-A32, 2006

7) Xiao C et al: Pharmacological Targeting of the Atherogenic Dyslipidemia Complex: The Next Frontier in CVD Prevention Beyond Lowering LDL Cholesterol. Diabetes 65: 1767-1778, 2016

8) Keech A et al: Effects of long-term fenofibrate therapy on cardiovascular events in 9795 people with type 2 diabetes mellitus (the FIELD study): randomised controlled trial. Lancet 366: 1849-1861, 2005

9) Elam MB et al: Association of Fenofibrate Therapy With Long-term Cardiovascular Risk in Statin-Treated Patients With Type 2 Diabetes. JAMA Cardiol 2: 370-380, 2017

10) Simental-Mendía LE et al: Effect of fibrates on glycemic parameters: A systematic review and meta-analysis of randomized placebo-controlled trials. Pharmacol Res 132: 232-241, 2018

11) Tenenbaum A, Fisman EZ: Balanced pan-PPAR activator bezafibrate in combination with statin: comprehensive lipids control and diabetes prevention? Cardiovasc Diabetol 11: 140, 2012

12) Flory JH et al: Antidiabetic action of bezafibrate in a large observational database. Diabetes Care 32: 547-551, 2009

13) Tenenbaum A et al: Peroxisome proliferator-activated receptor ligand bezafibrate for prevention of type 2 diabetes mellitus in patients with coronary artery disease. Circulation 109: 2197-2202, 2004

14) Ishibashi S et al: Effects of K-877, a novel selective PPAR α modulator (SPPARM α), in dyslipidaemic patients: A randomized, double blind, active- and placebo-controlled, phase 2 trial. Atherosclerosis 249: 36-43, 2016

15) Arai H et al: Efficacy and Safety of Pemafibrate Versus Fenofibrate in Patients with High Triglyceride and Low HDL Cholesterol Levels: A Multicenter, Placebo-Controlled, Double-Blind, Randomized Trial. J Atheroscler Thromb 25: 521-538, 2018

3) 肥満・メタボリックシンドローム

16) Ishibashi S et al: Efficacy and safety of pemafibrate (K-877), a selective peroxisome proliferator-activated receptor α modulator, in patients with dyslipidemia: Results from a 24-week, randomized, double blind, active-controlled, phase 3 trial. J Clin Lipidol 12: 173-184, 2018

17) Arai H et al: Efficacy and safety of K-877, a novel selective peroxisome proliferator-activated receptor α modulator (SPPARMα), in combination with statin treatment: Two randomised, double-blind, placebo-controlled clinical trials in patients with dyslipidaemia. Atherosclerosis 261: 144-152, 2017

18) Araki E et al: Effects of Pemafibrate, a Novel Selective PPAR α Modulator, on Lipid and Glucose Metabolism in Patients With Type 2 Diabetes and Hypertriglyceridemia: A Randomized, Double-Blind, Placebo-Controlled, Phase 3 Trial. Diabetes Care 41: 538-546, 2018

19) Cantó C, Auwerx J: Cell biology. FGF21 takes a fat bite. Science 336: 675-676, 2012

20) Ong KL et al: Long-term fenofibrate therapy increases fibroblast growth factor 21 and retinol-binding protein 4 in subjects with type 2 diabetes. J Clin Endocrinol Metab 97: 4701-4708, 2012

21) Kontush A et al: Structure of HDL: particle subclasses and molecular components. Handb Exp Pharmacol 224: 3-51, 2015

4 SPPARMαの幅広い使い方

4) 2型糖尿病合併例

荒木 栄一　　瀬ノ口 隆文　　古川 昇

はじめに

　糖尿病患者では耐糖能正常者に比べて心血管疾患の発症が有意に多いことが知られているが，脂質異常症を合併すると心血管疾患のリスクがさらに高まる。糖尿病病態では，特徴的な脂質異常を呈することが知られており，高中性脂肪（TG）血症は，その代表的なものである。高TG血症は動脈硬化症の危険因子であり，インスリン抵抗性などの代謝異常の改善によっても是正できない場合には介入が必要となることもある。

　Peroxisome proliferator-activated receptor alpha（PPARα）アゴニストは代表的な高TG血症の治療薬であり，ベザフィブラートやフェノフィブラートなどが用いられてきた。近年，新たなPPARαアゴニストとして，ペマフィブラートが開発された。ペマフィブラートは，これまでのPPARαアゴニストと比較してPPARαに対する選択性が高く，肝障害や血清クレアチニン，ホモシステインの増加などの副作用が少なく，選択的PPARαモジュレーター（SPPARMα）としての特性を備えていると考えられている[1]。

糖尿病患者における脂質の管理と管理目標

　前述のごとく糖尿病患者では動脈硬化症を基盤とした心血管疾患のリスクが高いことから，厳格な脂質管理が推奨されている。表1に示すように脂質の管理目標値は，冠動脈疾患の既往がない場合には，LDL-C＜120mg/dL，non-HDL-C＜150mg/dL，TG＜150mg/dL，HDL-C≧40mg/dLとなる。一方，冠動脈疾患の既往がある場合には，LDL-C＜100mg/dL，non-HDL-C

4) 2型糖尿病合併例

表1 糖尿病患者の脂質管理目標値

冠動脈疾患	脂質管理目標値 (mg/dL)			
	LDL-C	non-HDL-C	TG	HDL-C
なし	< 120	< 150	< 150	≧ 40
あり	< 100 (<70*)	< 130 (<100*)		

(文献3より引用)

< 130mg/dL，TG < 150mg/dL，HDL-C ≧ 40mg/dL となる。さらに非心原性脳梗塞，末梢動脈疾患（PAD），慢性腎臓病（CKD），メタボリックシンドローム，主要危険因子の重複，喫煙などの病態を合併した二次予防例では，LDL-C < 70mg/dL，non-HDL-C < 100mg/dL を目標とした，厳格な管理が推奨されている[2,3]。

　以上のような目標値の達成のために，食事療法や運動療法による生活習慣の是正が重要であり，また血糖値やインスリン抵抗性の改善によっても脂質異常症の是正が期待できる。生活習慣や血糖コントロールが改善しても脂質管理目標値が達成できない場合には，薬物療法を考慮する必要がある。高LDLコレステロール血症に対する第一選択薬はスタチン系薬であり，高TG，低HDLコレステロール血症に対してはフィブラート系薬が推奨されている。

　高LDLコレステロール血症と高TG，低HDLコレステロール血症が並存する場合，これまではスタチン系薬とフィブラート系薬の併用が原則として禁忌であったために両剤が併用されることは少なく，動脈硬化症への寄与度が高い高LDLコレステロール血症に対しての治療が優先されていた。

　2018年10月16日付で厚生労働省医薬・生活衛生局医薬安全対策課長名で，同年9月に開催された薬事・食品衛生審議会薬事分科会医薬品等安全対策部会安全対策調査会の審議結果が報告され，上述のごとくこれまで「原則併用禁忌」であったスタチン系薬とフィブラート系薬が，腎機能障害や横紋筋融解症に関する注意喚起を継続した上で「併用注意」と変更された。したがって，腎機能障害や横紋筋融解症に十分留意しながら，必要に応じて

スタチン系薬とフィブラート系薬の併用が可能となった。

高TG血症に2型糖尿病やインスリン抵抗性を合併した患者におけるペマフィブラートの効果

1. 高TG血症を合併した2型糖尿病患者を対象とした臨床試験

筆者らは，高TG血症（150≦TG≦1,000mg/dL）を合併した日本人2型糖尿病166人を無作為にプラセボ群，ペマフィブラート0.2mg/日群，0.4mg/日群の3群に振り分けて，24週間加療を行った結果を報告した[4]。

その結果を図1に示す。ペマフィブラート使用群では，使用前と比較して0.2mg/日群，0.4mg/日群のいずれも空腹時TG値を約45％減少させ，これはプラセボ群の約11％減少に比較して，有意な抑制効果であった。TG値は，ペマフィブラート投与4週後には有意に低下し，その効果は24週後まで持続した。また，図2に示すように，LDLコレステロール値はペマフィブラー

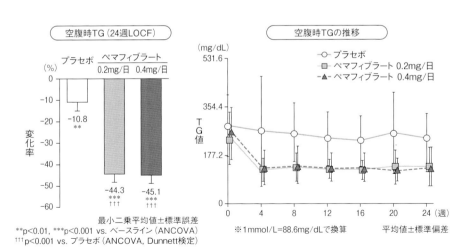

図1 日本人2型糖尿病患者のペマフィブラート治療時のTG変化率

（文献4より引用）

4) 2型糖尿病合併例

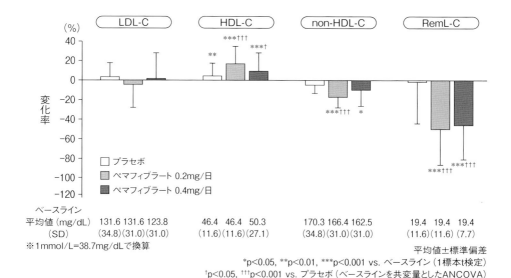

図2 日本人2型糖尿病患者のペマフィブラート治療時のコレステロール変化率

(文献4より引用)

ト投与群でも変化を示さなかったが，HDLコレステロールは有意に増加し，non-HDLコレステロールやレムナントリポ蛋白コレステロールはいずれも有意に低下した。

表2に，期間中に認められた有害事象と副作用を示す。ペマフィブラート使用群において，プラセボと比較して特に有害事象や副作用の増加は認められなかった。症例数が限られているので今後の実臨床での観察が必要だが，従来のフィブラート系薬で危惧されているような肝酵素の上昇や血清クレアチニン値の上昇は，プラセボと比較して同程度の頻度であった。

一方，本臨床試験では対象者がすべて2型糖尿病患者であったため，耐糖能などに対する影響も検討された。図3に示すように，糖尿病関連の指標を解析すると，空腹時血糖値とインスリン値は低下傾向を示したが，いずれも有意な変化ではなかった。インスリン抵抗性の指標であるHOMA-IRは，ペマフィブラート0.2mg群でわずかだが有意に低下した。グリコアルブミン

4 SPPARMαの幅広い使い方

表2 日本人2型糖尿病患者のペマフィブラート治療時の有害事象および副作用

	プラセボ	ペマフィブラート	
		0.2mg/日	0.4mg/日
症例数	57	54	55
有害事象	41 (71.9)	36 (66.7)	33 (60.0)
vs. プラセボ		P=0.681	P=0.232
重篤な有害事象	3 (5.3)	3 (5.6)	2 (3.6)
中止に至った有害事象	0	0	4 (7.3)
副作用	7 (12.3)	6 (11.1)	9 (16.4)
vs. プラセボ		P=1.000	P=0.597
重篤な副作用	0	0	0
中止に至った副作用	0	0	2 (3.6)
臨床検査値			
AST > 3 × ULN	0	0	0
AST > 5 × ULN	0	0	0
ALT > 3 × ULN	1 (1.8)	0	0
ALT > 5 × ULN	0	0	0
γ-GT > 3 × ULN	4 (7.0)	2 (3.7)	0
γ-GT > 5 × ULN	4 (7.0)	0	0
CK > 4 × ULN	0	1 (1.9)	0
CK > 5 × ULN	0	1 (1.9)	0
CK > 10 × ULN	0	0	0
血清クレアチニン>1.5mg/dL	2 (3.5)	1 (1.9)	2 (3.6)
血清クレアチニン>2.0mg/dL	0	1 (1.9)	1 (1.8)

症例数 (%)，ULN：基準値上限　　　　　　　　　P value by Fisher's exact test

（文献4より引用）

は有意な変化を示さなかったが，HbA1cはわずかだが上昇を認めた。

　ペマフィブラートは，インスリン抵抗性を改善する可能性のあるFGF21の分泌を促進することが報告されており，本臨床試験でもプラセボと比較してペマフィブラート使用群では血中FGF21の有意な上昇を認めた[4]。

4) 2型糖尿病合併例

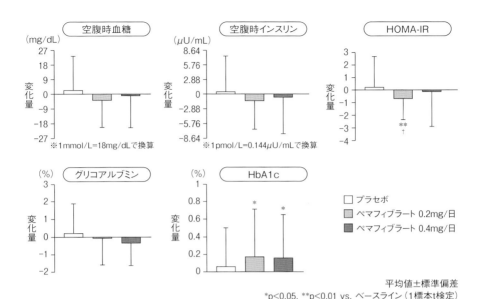

図3 日本人2型糖尿病患者のペマフィブラート治療時の糖尿病関連指標の変化
(文献4より引用)

2. 高TG血症とインスリン抵抗性を合併した患者を対象とした臨床研究

　松葉らは,高TG血症(200≦TG≦500mg/dL)とインスリン抵抗性(1.6＜HOMA-IR≦4.0)を合併した患者を対象とし,ペマフィブラート投与群(0.4mg/日,12週間)(n=11)とプラセボ投与群(n=7)のインスリン感受性に対する効果について人工膵島を用いた解析を行った[5]。

　その結果,主に末梢組織(筋肉,脂肪など)での糖取り込みを反映するGIR(glucose infusion rate)はペマフィブラート使用前後で有意な変化は認めなかったが,主に肝臓における糖取り込みを反映するSGU(splanchnic glucose uptake)はペマフィブラート使用後有意に増加し,ペマフィブラートが主として肝臓におけるインスリン抵抗性を改善する可能性が示された(図4)[5]。

　今後,実臨床において,ペマフィブラートのインスリン抵抗性や耐糖能に対する影響を確認していく必要がある。

4 SPPARMαの幅広い使い方

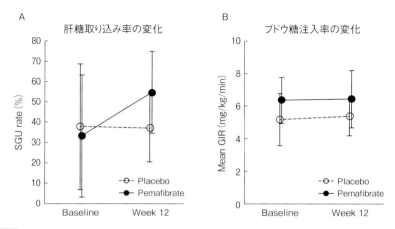

図4 高TG血症とインスリン抵抗性合併患者におけるペマフィブラート治療時の糖取り込み率の変化

(文献5より引用)

おわりに

糖尿病患者において、スタチン系薬による心血管イベントの発症・進展抑制効果は確立されたものとして認識されている。一方、高TG血症の治療が糖尿病患者の心血管イベントを抑制するかのエビデンスはまだ十分には確立されていない。

現在、世界24カ国で2型糖尿病患者10,000人を対象とし、ペマフィブラートを用いた心血管イベントの発症と再発に対する抑制効果を主評価項目としたグローバル臨床試験PROMINENT (Pemafibrate to Reduce Cardiovascular OutcoMes by Reducing Triglycerides IN patiENts With diabeTes) 試験が開始されており、その成果が待たれる。

文 献

1) Fruchart JC: Pemafibrate (K-877), a novel selective peroxisome proliferator-activated receptor alpha modulator for management of atherogenic dyslipidaemia. Cardiovasc Diabetol 16: 124, 2017

2) その他のリスク合併時の管理　糖尿病．動脈硬化性疾患予防のための脂質異常症診療ガイド2018年版，日本動脈硬化学会編，2018，pp77-78

3) 日本糖尿病学会編・著：6薬物療法 C-2 糖尿病に合併した脂質異常症．糖尿病治療ガイド2018-2019，東京，文光堂，2018，pp75-76

4) Araki E et al: Effects of Pemafibrate, a Novel Selective PPAR α Modulator, on Lipid and Glucose Metabolism in Patients With Type 2 Diabetes and Hypertriglyceridemia: A Randomized, Double-Blind, Placebo-Controlled, Phase 3 Trial. Diabetes Care 41: 538-546, 2018

5) Matsuba I et al: Effects of a novel selective peroxisome proliferator-activated receptor-α modulator, pemafibrate, on hepatic and peripheral glucose uptake in patients with hypertriglyceridemia and insulin resistance. J Diabetes Investig 9: 1323-1332, 2018

4 SPPARMαの幅広い使い方

5）高齢者

千葉 優子

はじめに

　フィブラート系薬は，PPAR（peroxisome proliferator-activated receptor）αを活性化させることにより，TG（triglyceride）を減少させ，HDL（high-density lipoprotein）コレステロールを上昇させる薬剤として使用されてきた。このたび開発されたペマフィブラートは選択的PPARαモジュレーター（selective peroxisome proliferator-activated receptor modulator α: SPPARMα）であり，他のPPARαモジュレーターと比較してPPARαへの選択性・感受性が高く，低リスクで作用することが期待されている[1]。本項では，高齢者に対するSPPARMαの位置付けおよび期待される効果について述べる。

高TG血症に対する効果

　SPPARMαであるペマフィブラートは，肝におけるアポ（apoprotein）C-ⅢのmRNA発現を抑制し，SREBP1c（sterol regulatory element-binding transcription factor 1c）およびMTTP（microsomal triglyceride transfer protein）のmRNAの発現を抑制することが特徴である。従来のPPARαモジュレーターであるフェノフィブラートと比較して，食後の血中TGおよびカイロミクロンレムナントの濃度をより減少させると報告されている[2]。

　高齢者は，食後高血糖や食後高TG血症を来しやすいといわれている。動物実験における報告では，高齢ラットは若年ラットと比較して，肝のPPARαのmRNA発現が有意に低下していた[3]。このことから，肝におけるPPARαの発現が，高齢者の脂質異常に関与していることが予想される。PPARαへ

156

の選択性が高いペマフィブラートは，発現の少ないPPARαに対しても効率よく作用する可能性が高いことから，食後高血糖や高TG血症を合併しやすい糖尿病患者や高齢者に良い適応になると考えられる。

動脈硬化に対する効果

　加齢とともに動脈硬化性疾患の頻度は増加する。動脈硬化は血管壁への脂肪の蓄積や慢性炎症によって形成される。ペマフィブラートはコレステロール逆転送を増加させ，炎症や動脈硬化を抑制することが示唆されている。

　動物実験においてペマフィブラートは，動脈硬化のリスク因子であるアポBの分泌を減少させ，血中TGの上昇を抑制した。培養ヒト単球を用いて行った*in vitro*の実験では，ペマフィブラートが他のフィブラート系薬と比較してTNFα（tumor necrosis factor-α）やIL-6（interleukin-6）の発現を濃度依存性に抑制していた。さらに，マウスの大腿動脈傷害モデルでも，プラーク形成と病変内の炎症細胞浸潤の抑制効果が報告された[4]。

　SPPARMαは抗炎症作用を介した動脈硬化抑制作用を有することが示唆されるため，今後高齢者においても，動脈硬化進行の抑制作用が期待できる可能性がある。

メタボリックシンドローム，肥満，脂肪肝に対する効果

　ペマフィブラートは，他のフィブラート系薬と比較してFGF21（fibroblast growth factor 21）の発現を増加させる作用も報告されている[5]。ペマフィブラートを0.1〜0.4mg/日投与された患者では，フェノフィブラートを100mg/日投与された患者と比較して，12週間後の血中FGF21濃度は有意に増加していた[6]。FGF21は本来の細胞増殖因子としての役割以外に，膵β細胞や脂肪細胞，肝臓を標的とした抗肥満・抗糖尿病作用がある。

　これらのことから，ペマフィブラートは肝でのインスリン抵抗性を改善させ，肥満やメタボリックシンドロームの改善をもたらすことが期待される。さらにNAFLD（nonalcoholic fatty liver disease），特にNASH（nonalcoholic steatohepatitis）に対する治療効果も指摘されており[7]，今後増加することが予想される肥満を伴う高齢糖尿病患者やメタボリックシンドロームの症例に対し，ペマフィブラートが良い適応になる可能性がある。

腎機能障害合併例に対する効果

　2型糖尿病患者に対し行われたACCORD studyでは，フェノフィブラート使用群にて，20%以上の血清クレアチニン値の増加が48%の症例で認められた。プラセボ群は9%のみに認められたことから，有意な増加と考えられる。この現象FACI（fenofibrate-associated creatinine increase）は，高齢男性で罹病期間の長い糖尿病を有し，既に腎機能障害を来しており，心血管疾患の既往を有する症例で多く認める傾向があった[8]。

　ペマフィブラートは胆汁排泄型の薬剤であるため，フェノフィブラートと比較して腎機能障害を有する患者にも使用しやすいと考えられる。特に高齢2型糖尿病患者では腎機能の低下していることが多く，このような患者に使用することで，心血管イベント発症抑制につながることも期待される。

　ただし，中等度の腎機能障害のある患者（目安として血清クレアチニン値が2.5mg/dL以上）では原則使用禁忌となっており，使用に際しては他の脂質異常症治療薬と同様，腎機能を注意深くモニターする必要はある。高齢者では筋肉量の低下がみられることが多いため，腎機能障害の目安としては血清クレアチニン値よりも血清シスタチンC値が参考になる。シスタチンC値が2.0mg/dL（推定クレアチニンクリアランス30mL/分）を超える場合には，原則使用を控えることが望ましい。さらに，横紋筋融解症の出現にも注意が必要である。開始前の血清CK値をチェックし，使用開始後上昇傾向を認めないか，慎重に経過観察する必要がある。

認知機能，アルツハイマー病に対する効果

　2013年に報告された縦断研究では，ベースラインで脳血管疾患を有しない男性において，高TG血症（139mg/dL以上）と全認知症発症との関連が

5）高齢者

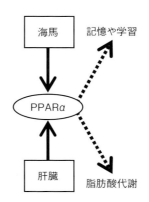

図1 PPARαの作用

（文献12より引用）

有意であったと報告されている[9]。

　PPARαは，βアミロイド（Aβ）に伴う神経変性に対し保護的に働く作用を有することから，PPARαアゴニストは，アルツハイマー病への治療効果も期待されている。In vitroにて，PPARαアゴニストがAβ刺激によるTNFαやIL-6などの発現を濃度依存性に抑制したと報告されている[10]。また，平均年齢73.5歳のアルツハイマー病患者に対し，フィブラート系脂質改善薬の使用は，認知機能障害の進行を有意に緩徐にしたとも報告されている[11]。

　さらに，PPARαが海馬の神経核に発現していることが明らかとなっており，記憶を司るCREB（cyclic adenosine monophosphate response element-binding protein）の調節に関与している可能性が示された[12]。加齢に伴い各臓器のPPARα発現は減少するため，海馬のPPARαを維持することは，記憶や学習機能の保持に役立ち，高齢者の認知機能低下に対して抑制的に作用する可能性がある。これらの結果から，SPPARMα製剤は脂質改善薬としてだけでなく，認知機能障害に対する薬剤としての効果も期待できるかもしれない（図1）。

服薬管理について

　SPPARMαは，脂肪酸代謝に関与する遺伝子発現の選択性が高いことから，他のフィブラート系薬と比較して，低用量で高い効果を発揮することが期待されている。現在使用されているフェノフィブラート系薬の投与量が100mg/日以上であるのに対し，0.2～0.4mg/日と非常に少ない量で対応できることから，副作用の低減に寄与する可能性もある。

　また，パルモディア®添付文書では，粉砕や一包化が可能な形状であることが示されており，このことは多剤併用の傾向が多い高齢者にとっては使用しやすい利点と考えられる。

おわりに

　75歳以上の高齢者に対する脂質降下薬の使用については，明確なエビデンスがないのが現状である。余命や生活機能，QOL（quality of life）などを総合的に判断して，脂質管理目標値の設定や治療方針を決定することが重要である。高齢者に対するSPPARMαの使用は，今後も各個人への反応や効果を注意深く経過観察していく必要があると思われる。

文 献

1) Fujioka Y: Effects of a Novel Selective Peroxisome Proliferator-Activated Receptor α Modulator K-877 (Pemafibrate) on Postprandial Hyperlipidemia. J Atheroscler Thromb 25: 126-127, 2018

2) Sairyo M et al: A Novel Selective PPARα Modulator (SPPARMα), K-877 (Pemafibrate), Attenuates Postprandial Hypertriglyceridemia in Mice. J Atheroscler Thromb 25: 142-152, 2018

3) Ye P et al: Age-related decrease in expression of peroxisome proliferator-activated receptor alpha and its effects on development of dyslipidemia. Chin Med J (Engl) 118: 1093-1098, 2005

4) Hennuyer N et al: The novel selective PPARα modulator (SPPARMα) pemafibrate improves dyslipidemia, enhances reverse cholesterol transport and decreases inflammation and atherosclerosis. Atherosclerosis 249: 200-208, 2016

5) Raza-lqbal S et al: Transcriptome analysis of K-877 (a Novel Selective PPARα Modulator (SPPARMα)) -Regulated Genes in Primary Human Hepatocytes and the Mouse Liver. J Atheroscler Thromb 22: 754-772, 2015

6) Ishibashi S et al: Effects of K-877, a novel selective PPARα modulator (SPPARMα), in dyslipidaemic patients: A randomized, double blind, active- and placebo-controlled, phase 2 trial. Atherosclerosis 249: 36-43, 2016

7) Fruchart JC: Pemafibrate (K-877), a novel selective peroxisome proliferator-activated receptor alpha modulator for management of atherogenic dyslipidemia. Cardiovasc Diabetol 16: 124-135, 2017

8) Bonds DE et al: Fenofibrate-associated changes in renal function and relationship to clinical outcomes among individuals with type 2 diabetes: the Action to Control Cardiovascular Risk in Diabetes (ACCORD) experience. Diabetologia 55: 1641-1650, 2012

9) Ancelin ML et al: Sex differences in the associations between lipid levels and incident dementia. J Alzheimers Dis 34: 519-528, 2013

10) Combs CK et al: Regulation of beta-amyloid stimulated proinflammatory responses by peroxisome proliferator-activated receptor alpha. Neurochem Int 39: 449-457, 2001

11) Masse I et al: Lipid-lowering agents are associated with a slower cognitive decline in Alzheimer's disease. J Neurol Neurosurg Psychiatry 76: 1624-1629, 2005

12) Roy A, Pahan K: PPARα signaling in the hippocampus: crosstalk between fat and memory. J Neuroimmune Pharmacol 10: 30-34, 2015

5 SPPARMαのエビデンス

1) フィブラートのRCTの歴史

寺本 民生

はじめに

　脂質管理の最も重要な治療目標は，心血管（CV）イベントの予防である。その意味で最もインパクトがあったのはスタチン治療であり，その治療対象はLDLコレステロール（LDL-C）である。周知のことではあるが，スタチンは1980年代から一般使用できるようになり，多くの大規模試験（RCT）が計画され，1994年に発表された4S[1]という試験は強烈なインパクトを与えた。この試験はプライマリーエンドポイント（PE）を死亡率の減少に置いたが，見事にPEが証明され，かつCVイベントの抑制効果も示され，スタチンの真のエンドポイントを証明したということで注目されたのである。その後はスタチン一色の臨床試験が行われ，スタチンのエビデンスとして確立されるに至った。

　しかし，その後2015年に，IMPROVE-IT[2]という試験で，スタチンにエゼチミブを上乗せすることでLDL-Cをより低下させることにより，CVイベント抑制効果はスタチン単独群を有意に上回ることが証明されるに至り，スタチンのエビデンスというより，LDL-C低下のエビデンスとして捉えられるようになった。LDL-Cに関する究極のエビデンスとして，2017年，2018年に発表されたFOURIER試験[3]とODYSSEY OUTCOMES試験[4]では，PCSK9阻害薬をスタチンに上乗せし，さらにLDL-Cを低下させることにより，CVイベント抑制効果が上昇することが証明された。また，これらの試験で，LDL-Cが30mg/dLまで低下し，FOURIER試験のサブ解析[5]でLDL-Cが30mg/dLよりさらに低下した群で，2年間ではあるが，安全性に問題なくCVイベント抑制効果も高まることが示された。したがって，脂

質管理の中で，LDL-Cについてはほぼ完成の域に達したと言っても過言ではなかろう。

　しかし，それでもCVイベントについては完結したわけではなく，余剰リスクとして炎症や遺伝素因などまだまだ解決すべきものは決して少なくはない。特に脂質管理についてはトリグリセライド（TG）とHDLコレステロール（HDL-C）の問題が残っている。この点が，ガイドライン（GL）でもLDL-Cはリスクに応じた階層的な治療目標値が提示されているのに対し，TGとHDL-Cについては一律の数値しか提示されていないことの要因である。

　本項では，これまでのTGやHDL-Cに関する大規模臨床試験（RCT）を振り返り，エビデンスとしてどこまで言えるのか，なぜ，エビデンスとして十分な結論に持ち込めなかったのかという点をまとめてみたい。

フィブラートを用いたRCT

　TG, HDL-Cの治療薬としては当然フィブラートが第一に挙げられるが，フィブラート自体は，スタチン以前の脂質治療薬としては，より古い歴史がある。古くから使用されているクロフィブラート（Clofibrate）の試験として，CDP試験[6] という8,000人以上を対象とした二次予防試験がある。4群に分けられているのでクロフィブラート群だけにすると決して大規模ではないが，本試験ではフィブラートの有意性を持った有効性は証明されていない。

　一方，有効性を証明した試験として1987年に発表されたHelsinki Heart Study（HHS）[7] がある。本試験ではゲムフィブロジル（Gemfibrozil）というフィブラートが用いられ，対象患者はnon-HDL-Cが200mg/dL以上の男性4,081例の一次予防症例である。ゲムフィブロジル群でLDL-C −10%，HDL-C +10%超，TG −43%，non-HDL-C −14%の効果が得られ，ゲムフィブロジル群はプラセボ群に比しCVイベントの発症率−34%，非致死性心筋梗塞は−37%と有意な有効性を認めたが，総死亡率には有意差は認めなかった。本試験では，総コレステロール（TC）の低下により期待されるCVイベント抑制率は20%であるところが実際には34%とはるかに上回ることから，フィブラートによりTGの低下とともにHDL-Cの上昇をもたらすことの意

義に注目が集まった。

そこで，低HDL-C血症を対象とした試験としてVeterans Affairs High-Density Lipoprotein Cholesterol Intervention Trial（VA-HIT）試験[8]が行われた。本試験は，2,531例の男性の二次予防試験である。薬剤としてはゲムフィブロジルが用いられ，薬剤効果はHDL-Cは6%上昇，TGが31%低下したが，LDL-Cについては有意な変化がみられなかった。このような状態でCV死亡率は22%（p=0.006）の有意な低下を示した。この試験から，HDL-Cの上昇とTGの低下がCVイベント抑制に重要であることが示唆されたが，その後，十分な追認結果は示されていない。

次に，TG/HDL-Cにターゲットを絞って行われた対象約3,000例の大規模RCTとしてBezafibrate Infarction Prevention Trial（BIP）試験[9]がある。本試験は二次予防試験であり，TCはほぼ正常，TGがやや高く，HDL-Cがやや低い患者を対象に行われた試験である，ベザフィブラート（Bezafibrate）によりTGは21%低下し，HDL-Cは18%上昇したが，LDL-Cには有意な低下が認められなかった。その結果，CVイベントの発症は全体では7.3%の減少傾向を示したが有意ではなかった。ところが，TGが200mg/dL以上の患者を層別すると，CVイベントは39.5%の有意な減少が認められている。この結果から，TGへの介入がCVイベント抑制に有効である可能性が主張された。ただし，層別解析のため患者数が少ないことと，PEが証明されていないpost hoc analysisであることから，その結論には慎重であるべきであろう。

糖尿病患者を対象としたRCT

TG上昇とHDL-C低下をもたらす疾患として2型糖尿病（T2DM）が挙げられる。また，CVイベントの重要なリスクとしてT2DMがあることも周知のことである。したがって，T2DMのCVイベント抑制にフィブラートが有効という可能性が考えられる。この点を検討したのがFenofibrate Intervention and Event Lowering in Diabetes（FIELD）試験[10]である。本試験はT2DM患者でTC：116〜251mg/dL，TG：89〜443mg/dLもしくはTC/HDL-C≧4.0の患者9,795例を対象にしたフェノフィブラート（Fenofibrate）を用い

たRCTである。二次予防例が22％含まれている。

PEであるCVイベントについては，有意な効果をもたらすことができなかった。この理由として，経過中スタチンが使用されており，特にプラセボ群では約32％，フェノフィブラート群では16％がスタチンを使用しており，有意にプラセボ群で多かったことが挙げられている。また，血清脂質についても年々その効果が低下してきており，コンプライアンスも決してよくなかったことも原因として挙げられる。

PEが証明されなかったので，二次エンドポイントについては十分なエビデンスとはいえないが，微量アルブミン尿の進行抑制，網膜レーザー治療の頻度の抑制など，細小血管症の抑制効果がある点は特筆すべきであろう。

スタチンとフィブラートの併用療法

高リスクのT2DMの試験としてAction to Control Cardiovascular Risk in Diabetes Lipid（ACCORD-LIPID）試験[11, 12)]がある。本試験は5,518例のT2DMを対象として，一部に二次予防患者も含まれている。高リスクのT2DMということもあり，あらかじめスタチン使用例にフェノフィブラートを用いるか，プラセボ投与とするかという試験である。本試験においても，PEであるCVイベントの抑制効果は，フィブラート上乗せでのスタチン単独に対する優位性を示すことはできなかった。

本試験においてもいくつかの問題がある。第一に，対象となった症例の脂質異常症自体が軽症である点である。しかし，サブ解析で，高TG血症で低HDL-C血症を示す群では有効性が認められていることからも，TG：204mg/dL以上，HDL-C：35mg/dL未満の患者においてのみ，この併用療法が正当性を持つものといえるかもしれない。もう一点，もともとスタチンが用いられており，血圧，血糖のコントロールもされていてイベントの発症が予想を超えて低かったという点も考慮すべきである。

むしろ，この試験で注目すべき点は，スタチンとフィブラートの併用の副作用である。このように前向きに観察した大規模調査において，危惧した横紋筋融解症や肝機能障害は全く問題とならなかった。

165

5 SPPARMαのエビデンス

フィブラートを用いた試験のメタ解析

　これらの個々のフィブラートを用いたRCTを概観すると，ほぼCVイベントに対して有効性を示さないという試験が目立つ。初期のHHSとVA-HIT試験のみが有効性を示しているが，2つの要因が考えられる。一つは，ゲムフィブロジルというフィブラートを用いた試験であることであり，もう一つは時代的背景である。

　ゲムフィブロジルはわが国では一般に使用されたことはないが，欧米でもスタチンとの併用で極端に横紋筋融解症の発症率が高まるということで使用されなくなった。ゲムフィブロジル自体の薬効が特別よかったかどうかは不明であるが，今後も使用されることはないことを考えると，あえてここでこれ以上の議論をする理由はない。ただし，スタチンとフィブラート併用による横紋筋融解症という副作用を「神話」として作ったことは，忘れてはならないことであると指摘しておきたい。

　もう一点の時代的要素であるが，BIP試験の時代から徐々にスタチンがイベント抑制のために一般使用されるようになっていたということで，基本的にはリスクが低減化した時代の試験となっている点である。一部においてはスタチンが途中から使用されるようになり，試験結果に影響を与えたことも否定できないということである。

　最近のメンデルランダム化解析[13] によれば，図1に示すように，HDL-Cはリスクのマーカーであるが，TGに関しては「真のリスク」であるとされており，TGに関する介入行為は重要であると思われる。その意味で，対象患者数が多くなり，対象患者の背景の多様性も含まれるメタ解析をみることに，十分な意義があるものと思われる。

　図2には，代表的なメタ解析結果[14] を示す。本メタ解析は，各イベントそれぞれに対するフィブラートの効果をみることを一次エンドポイントにしている点が特徴である。その結果は，複合CVイベント（脳卒中を除く）については，5試験のみがこのエンドポイントに適合し，5試験の結果では10%の有意な減少を示し，16の試験は冠動脈イベントをエンドポイントとして示しており，これについては13%の有意な抑制効果を示したとしている。

166

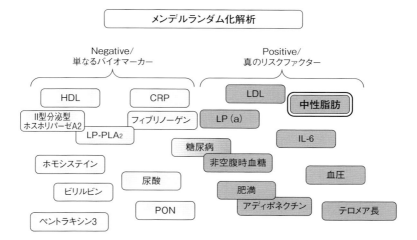

図1 メンデルランダム化解析によるCADリスクとバイオマーカーとの関連
方法：PubMed検索にてCAD（もしくは心筋梗塞）のキーワードで検索した110以上の文献（例数5,000例以上の研究）においてSNPとCADとの関連を解析された20のバイオマーカー，形質，もしくは疾患について，それらがCADの真のリスクファクターになるかについてメンデルランダム化法より解析した。
(文献13より)

総死亡を含めて，死亡に関するエンドポイントは，いずれも有意な抑制効果を示していない。ユニークなエンドポイントとして，アルブミン尿や網膜症などのT2DMの合併症は，それぞれ3試験，2試験がエンドポイントとしており，それぞれ14％，37％の有意な抑制効果を示した。メタ解析のエビデンスレベルが高いということを認めるならば，フィブラートの有用性は示し得たといえるが，本メタ解析には既に使用されていないゲムフィブロジルを使用した試験が含まれていることも勘案すると，必ずしも十分なエビデンスとはいえない。

一方，高TG血症（TG＞200mg/dL）や高TG・低HDL-C（HDL-C＜40mg/dL）という集団でのメタ解析[15]も報告されている（図3）。このメタ解析によると，高TG集団では25％の有意なCVイベント抑制効果，高TG・低HDL-C集団では29％の有意な抑制効果が示されたという。

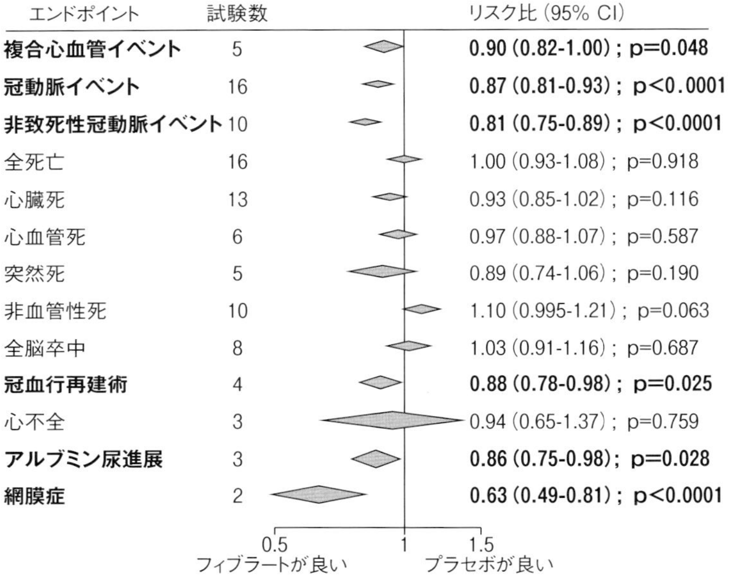

エンドポイント	試験数	リスク比 (95% CI)
複合心血管イベント	5	**0.90 (0.82-1.00)；p＝0.048**
冠動脈イベント	16	**0.87 (0.81-0.93)；p＜0.0001**
非致死性冠動脈イベント	10	**0.81 (0.75-0.89)；p＜0.0001**
全死亡	16	1.00 (0.93-1.08)；p=0.918
心臓死	13	0.93 (0.85-1.02)；p=0.116
心血管死	6	0.97 (0.88-1.07)；p=0.587
突然死	5	0.89 (0.74-1.06)；p=0.190
非血管性死	10	1.10 (0.995-1.21)；p=0.063
全脳卒中	8	1.03 (0.91-1.16)；p=0.687
冠血行再建術	4	**0.88 (0.78-0.98)；p＝0.025**
心不全	3	0.94 (0.65-1.37)；p=0.759
アルブミン尿進展	3	**0.86 (0.75-0.98)；p＝0.028**
網膜症	2	**0.63 (0.49-0.81)；p＜0.0001**

0.5　　　1　　　1.5
フィブラートが良い　　プラセボが良い

図2 PPAR αアゴニスト（フィブラート）の大規模研究メタ解析
方法：フィブラート系薬を用いたランダム化コントロール比較試験より，種々のエンドポイントに対する有用性をメタ解析にて検討した。　　　　　　　　　　　　　　　　　　（文献14より）

おわりに

　心血管イベント抑制には，LDL-C低下療法がほぼ確立された現在では，余剰リスクとしてのTGとHDL-Cが主役に躍り出た感がある。しかしながら，本項でも触れたように，TG・HDL-Cに対する有効な薬剤であるフィブラートについては，十分といえるほどのエビデンスが乏しいのも事実である。これまでの試験を見直すと，その試験が十分妥当性を持った形でエビデンスとして成立していないのか，検討することは極めて重要であると思われる。メタ解析でも示したように，患者数が多くなればフィブラートの有意性が出てきそうであることを勘案すると，今後，患者数を多くした，しかもTG・

1) フィブラートの RCT の歴史

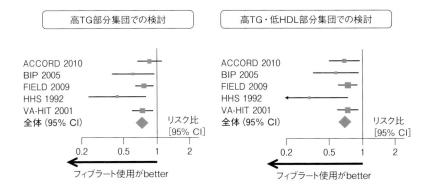

図3 PPARαアゴニストの心血管リスクに対する有効性
方法：HDL-C 40mg/dL 未満もしくは TG 200mg/dL 超の脂質異常症を対象とした 6 つの無作為化臨床試験において心血管疾患とフィブラート治療の関係をメタ解析により検討した。
(文献 15 より)

HDL-Cの異常もある一定程度のものに絞った試験を計画すべきであろう。

一方，CVイベントではなくT2DMの細小血管症を抑制するという観点から，フィブラートの意義を論ずるのも興味深い論点であると思われる。

● 文 献

1) Randomised trial of cholesterol lowering in 4444 patients with coronary heart disease: the Scandinavian Simvastatin Survival Study (4S). Lancet 344: 1383-1389, 1994
2) Cannon CP et al; IMPROVE-IT Investigators: Ezetimibe Added to Statin Therapy after Acute Coronary Syndromes. N Engl J Med 372: 2387-2397, 2015
3) Sabatine MS et al; FOURIER Steering Committee and Investigators: Evolocumab and Clinical Outcomes in Patients with Cardiovascular Disease. N Engl J Med 376: 1713-1722, 2017
4) Maki KC: The ODYSSEY Outcomes trial: Clinical implications and exploration of the limits of what can be achieved through lipid lowering. J Clin Lipidol 12: 1102-1105, 2018
5) Giugliano RP et al; FOURIER Investigators: Clinical efficacy and safety of achieving very low LDL-cholesterol concentrations with the PCSK9 inhibitor evolocumab: a prespecified secondary analysis of the FOURIER trial. Lancet 390: 1962-1971, 2017

5 SPPARMαのエビデンス

6) Canner PL et al: Fifteen year mortality in Coronary Drug Project patients: long-term benefit with niacin. J Am Coll Cardiol 8: 1245-1255, 1986

7) Frick MH et al: Helsinki Heart Study: primary-prevention trial with gemfibrozil in middle-aged men with dyslipidemia. Safety of treatment, changes in risk factors, and incidence of coronary heart disease. N Engl J Med 317: 1237-1245, 1987

8) Rubins HB et al: Gemfibrozil for the secondary prevention of coronary heart disease in men with low levels of high-density lipoprotein cholesterol. Veterans Affairs High-Density Lipoprotein Cholesterol Intervention Trial Study Group. N Engl J Med 341: 410-418, 1999

9) The BIP study group: Secondary prevention by raising HDL cholesterol and reducing triglycerides in patients with coronary artery disease. Circulation 102: 21-27, 2000

10) Keech A et al for the FIELD study investigators: Effects of long-term fenofibrate therapy on cardiovascular events in 9795 people with type 2 diabetes mellitus (the FIELD study): randomised controlled trial. Lancet 366: 1849-1861, 2005

11) The ACCORD Study Group: Effects of combination lipid therapy in type 2 diabetes mellitus. N Engl J Med 362: 1563-1574, 2010

12) Nilsson PM: ACCORD and Risk-Factor Control in Type 2 Diabetes. N Engl J Med 362: 1628-1630, 2010

13) Jansen H et al: Mendelian randomization studies in coronary artery disease. Eur Heart J 35: 1917-1924, 2014

14) Jun M et al: Effects of fibrates on cardiovascular outcomes: a systematic review and meta-analysis. Lancet 375: 1875-1884, 2010

15) Lee M et al: Efficacy of fibrates for cardiovascular risk reduction in persons with atherogenic dyslipidemia: a meta-analysis. Atherosclerosis 217: 492-498, 2011

5 SPPARMαのエビデンス

2) PROMINENTの意義・概要

横手 幸太郎

はじめに

　2型糖尿病やメタボリックシンドロームなど内臓脂肪蓄積とインスリン抵抗性を特徴とする病態は，高トリグリセライド（TG）血症を伴いやすい。高TG血症が粥状動脈硬化性疾患に対して促進的に働くことは，疫学・遺伝学をはじめとする様々な研究により示されてきた[1]。しかし，高TG血症を標的とした介入による心血管イベント抑制効果については，これまで一定の結論が得られていない。このため，国内外いずれのガイドラインにおいても，TGには，治療標的としてLDLコレステロール（LDL-C）ほどの重きが置かれていないのが実情である。

　そのような状況において，高いTG低下作用と安全性を有する選択的PPARαアゴニスト（SPPARMα）ペマフィブラートが開発された。そして，この薬剤を用い，高TG血症と低HDL-C血症を合併する2型糖尿病患者における心血管イベント低減作用を検証する大規模臨床試験PROMINENT（Pemafibrate to Reduce Cardiovascular OutcoMes by Reducing Triglycerides IN patiENts With diabeTes）が開始された[2]。本項では，PROMINENT試験の背景とその概要を解説する。

PROMINENT試験実施の背景と意義

　低比重リポ蛋白LDLは，粥状動脈硬化の発症・進展における最も重要な危険因子の一つと考えられている[3]。一方，スタチンや近年登場したPCSK9阻害薬を用いた積極的LDL低下治療をもってしても，心血管イベ

5 SPPARMαのエビデンス

ントの発生を消失させることはできない[4]。このため，LDL（あるいは
LDL-C）とは独立して動脈硬化を惹起する因子の存在が論じられ，残余リ
スク（residual risk）とも呼ばれるようになった。TGは，慢性炎症ととも
に残余リスクの構成要素として注目される存在である[5]。

これまで数多くの観察研究において，高TG血症と粥状動脈硬化性疾患と
の関連が報告されてきた。高TG血症が動脈硬化を促進する機序としては，
まず，LDLに次いで動脈硬化惹起性が高く，TGを主要な脂質成分として含
有するレムナントリポ蛋白の増加を反映することが挙げられる[6]。さらに，
TGに富むリポ蛋白が血中に増加する状況では，CETP（コレステリルエス
テル転送蛋白）の働き等を介してLDLが小型化（small dense LDL）し，
より動脈硬化促進的に働くことも示されている[7]。

このように，疫学や基礎研究ではTGによる動脈硬化原性が様々に語られ
てきたものの，大規模臨床試験において，高TG血症への薬剤介入が動脈硬
化を明確に抑制した報告はこれまでなかった。その代表例は，FIELDおよ
びACCORD試験であり，スタチン服用者にフェノフィブラートを投与した
ものの，プラセボに対する心血管リスク低減効果が認められなかった[8,9]。
ただし，これらの試験では高TG血症の有無に依らず被験者をリクルートし
ていたという計画上の特徴があり，その後に実施されたポスト・ホック解
析では，高TG・低HDLコレステロール（HDL-C）血症のサブグループに
おいて，有意なイベント減少が認められた[8,9]。加えて，このようなサブグルー
プ解析を統合したメタ解析においても，高TG血症におけるフィブラート系
薬の有用性が示されている[10]。

さらに近年，ゲノム疫学の領域から，動脈硬化における高TG血症の意義
を示す成績が相次いでいる。すなわち，TGに富むリポ蛋白の代謝を担い，
血中TG値の低下に関わるリポ蛋白リパーゼ（LPL）の機能を修飾するアポ
リポ蛋白（アポ）A-VやアポC-Ⅲ，そしてアンジオポエチン様蛋白（Angptl4）
の機能と動脈硬化の関係が報告された。高TG血症をもたらすこれら遺伝子
の多型はことごとく動脈硬化促進的に働き，逆にTGを低下させる多型は動
脈硬化抑制的に作用することが示されているのである[11]。

そのような時代背景のもと，PPARαに対する結合特異性に基づいて

SPPARMαペマフィブラートが開発された[12]。高いリガンド特異性を基盤に，優れたTG低下作用とHDL-C上昇作用を有し，既存のフィブラートに比べて肝障害や腎障害の懸念の少ないことが，前臨床ならびに国内外の臨床試験で示されている[13,14]。このペマフィブラートを用い，FIELDやACCORDなど過去のフィブラート系薬で実施された大規模臨床試験の反省点を踏まえて立案されたのがPROMINENT試験である。

PROMINENT試験の概要

PROMINENT試験は，心血管リスクが高く，軽度～中等度の高TG血症と低HDL-C血症を伴い，既にスタチンによる積極的LDL低下治療を受けている2型糖尿病患者に対してSPPARMαペマフィブラートの投与が心血管イベントの低減をもたらすか否かを検証する無作為化二重盲検プラセボ対照試験である。本試験は，日本を含む世界24カ国850施設の協力により実施され，男女全10,000症例のうちわが国からも300症例がエントリーされる予定となっている[2]。

対象者は，200～499mg/dLの高TG血症と40mg/dL以下の低HDL-C血症をともに有する2型糖尿病患者であり，中強度～高強度のスタチンを服用するか，LDL-C 70mg/dL未満を12カ月以上維持している患者である。中強度～高強度のスタチンは，アトルバスタチン40mg以上，ロスバスタチン20mg以上，シンバスタチン20mg以上，ピタバスタチン4mgのいずれかと定義されているが，日本では保険適応上，アトルバスタチン10mg以上，ロスバスタチン5mg以上，シンバスタチン5mg以上，ピタバスタチン2mg以上という言わばローカル・ルールが認められている。

本試験では，SPPARMαペマフィブラート0.4mg/日（0.2mgを2回）を投与し，プラセボに対する心血管イベントの低減効果を検証する（図1）。一次エンドポイントは，心血管複合アウトカム（非致死性心筋梗塞，非致死性虚血性脳卒中，予定外の冠動脈血行再建術を要する不安定狭心症による入院，心血管死亡のいずれか）が初発するまでの期間である。さらに，二次・三次エンドポイントとして，一次エンドポイントの各コンポーネン

5 SPPARMαのエビデンス

対象症例	高TG血症（200 ～ 499mg/dL）と低HDL-C血症（40mg/dL以下）を併せ持つ2型糖尿病の男性および女性患者
評価項目	心血管疾患発症・再発に対する抑制効果
試験薬	プラセボ vs. ペマフィブラート0.4mg/日
方法	長期多施設共同無作為化二重盲検プラセボ対照試験
登録症例数	10,000例（世界24カ国）
主要評価項目	非致死性心筋梗塞，非致死性虚血性脳卒中，心血管死，冠血行再建術を必要とする不安定狭心症による入院のいずれか
その他の評価項目	全死亡，冠動脈血行再建術，心不全，全脳卒中，網膜症，腎症，血糖コントロール，末梢動脈疾患，バイオマーカー，QOL

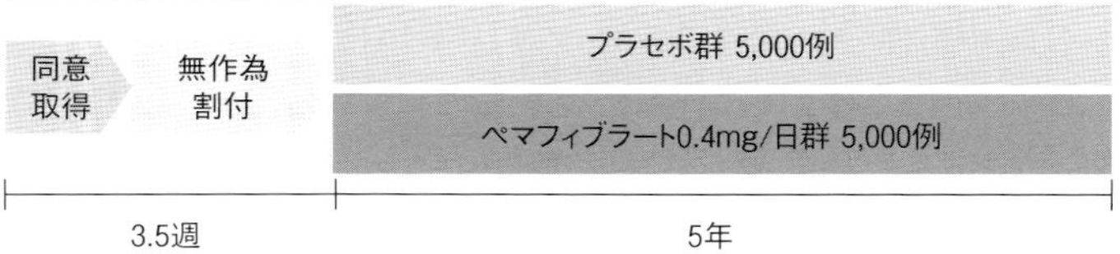

図1 PROMINENT試験の概要

(Clinical Trials. gov：NCT03071692)

トのほか，全死亡，心不全による入院，すべての冠動脈形成術，すべての脳卒中，末梢動脈疾患の初発や増悪，網膜症や腎症，そして非空腹時レムナントコレステロールをはじめとする脂質バイオマーカーの評価が計画されている。症例の選択基準と除外基準を**表1，2**に示す。本試験は，被験者のうち少なくとも1,092症例が一次エンドポイントを満たすまで継続すべく，計5年の期間を予定している。

2) PROMINENT の意義・概要

表1 PROMINENT 試験における症例の選択基準

本試験では，以下のすべての基準を満たした被験者を対象とする。

1. Visit 1 (スクリーニング／登録来院) または Visit 1.1 (再検査来院) 時点の空腹時 TG 値が 200mg/dL (2.26mmol/L) 以上，かつ 500mg/dL (5.65mmol/L) 未満の者

2. Visit 1 (スクリーニング／登録来院) または Visit 1.1 (再検査来院) 時点の HDL-C が 40mg/dL (1.03mmol/L) 以下の者

3. 12 週間を超える 2 型糖尿病の罹患が医療記録に記載されている者：例えば，臨床検査のエビデンスから，HbA1c 上昇 (6.5%[48mmol/L] 以上)，血漿グルコース上昇 (空腹時血糖 126mg/dL [7.0mmol/L] 以上，経口耐糖能検査の 2 時間値が 200mg/dL [11.1mmol/L] 以上，または随時血糖値検査で 200mg/dL 以上かつ典型的症状を伴う)，または糖尿病治療薬を現在服用中であることが示されている。
   さらに，以下のいずれかに該当する者
   a) 50 歳以上の男性，または 55 歳以上の女性 (一次予防コホート)
   b) 18 歳以上であり，次のいずれかから定義されるアテローム性動脈硬化症を有する者 (二次予防コホート)
   　i. 心筋梗塞または虚血性 (非出血性) 脳卒中の既往歴
   　ii. 血管造影により主要心外膜血管に 60% 以上の狭窄または左主幹部に 50% 以上の狭窄が認められる冠動脈病変
   　iii. 70% 以上の頸動脈狭窄を伴う無症候性頸動脈疾患
   　iv. 50% 以上の頸動脈狭窄を伴う症候性頸動脈疾患
   　v. 症候性下肢末梢動脈疾患 (PAD) (間欠性跛行，安静時疼痛，下肢虚血性潰瘍，または足関節・上腕血圧指数 0.9 以下またはその他の診断検査 [例えば，足趾・上腕血圧指数，血管造影またはその他の画像検査] 所見に基づく大切断術)
   　vi. 動脈の血行再建術施行歴 (冠動脈，頸動脈または末梢血管形成術／ステント留置術，バイパス形成術またはアテローム切除術／内膜切除術など)

4. Visit 1 (スクリーニング／登録来院) までに以下のいずれかに該当する者
   a) 適格な中強度または高強度のスタチン (アトルバスタチン 10mg／日以上，ロスバスタチン 5mg／日以上，シンバスタチン 20mg／日以上またはピタバスタチン 2mg／日以上) を継続服用中 (少なくとも 12 週間以上)
   b) 過去 12 カ月以内の臨床検査において，LDL-C ≦ 70mg/dL (1.81mmol/L) のエビデンスを有する
   c) スタチン不耐性であり，かつ過去 12 カ月以内の臨床検査において，LDL-C ≦ 100mg/dL

5. 試験手順を理解・遵守し，書面で同意を提示することができる者

5 SPPARMαのエビデンス

表2 PROMINENT試験における症例の除外基準

除外基準は，スクリーニング／登録来院（Visit 1）時に評価する。その後，21日間のプラセボrun-in期，無作為割付が実施される。次の基準のいずれかが該当する被験者は除外する。

1. フィブラートまたはPPARαアゴニスト活性を有する薬剤（saroglitazarなど）を現在使用中，またはVisit 1（スクリーニング／登録来院）の6週間（42日間）以内に使用する予定がある者。注：PPARγアゴニスト（例えば，ピオグリタゾンおよびロシグリタゾン）などのグリタゾン系薬剤は使用可とする。
2. PPARαアゴニストまたは錠剤の添加物に対する過敏症の既往歴がある者
3. TG低下療法をVisit 1の12週間以内に開始または変更した者。注：TG低下療法は，ナイアシン>100mg／日，または栄養補助食品もしくは処方薬のオメガ-3脂肪酸>1g／日と定義される。
4. 1型糖尿病患者
5. Visit 1（スクリーニング／登録来院）でHbA1c>9.5%[80mmol/mol]を示すコントロール不良の糖尿病患者
6. 未治療または治療不十分の甲状腺機能低下症［甲状腺刺激ホルモン（TSH）が基準値上限の2倍を上回る，または遊離サイロキシン（T4）が基準値下限以下］もしくは甲状腺機能亢進症；コントロールされた甲状腺疾患の組入れは可能であるが，TSH値が正常であり，4週間以上にわたって治療が一定であること
7. Visit 2（無作為割付来院）の8週間以内に心血管疾患（心筋梗塞または脳卒中など）の既往を有する者
8. Visit 2（無作為割付来院）の8週間以内に血管インターベンションを実施，または計画されている者
9. NYHA Class IVの心不全を合併する者
10. 家族性高コレステロール血症ホモ接合体（ヘテロ接合体の組入れは許可される）または家族性低αリポタンパク血症と診断された者
11. 過去に筋炎／ミオパチー発現の記録がある者
12. 原因不明のCK上昇（基準値上限の5倍を上回る）を認める者
13. 肝硬変またはChild-PughクラスBおよびC患者，もしくはALTまたはASTが基準値上限の3倍を上回る者
14. 胆管閉塞または高ビリルビン血症（すなわち，総ビリルビン値が基準値上限2倍を上回る場合，ただしジルベール病の診断が記録されている場合は除く）
15. CKD-EPI式によりeGFR<30mL/min/1.73m^{2}を示す慢性腎不全患者，または腎移植の既往を有する者
16. 原因不明の貧血（ヘマトクリット≦30%）を有する者
17. Visit 2（無作為割付来院）時にコントロール不良の高血圧（座位収縮期血圧>160mmHgおよび／または拡張期血圧>100mmHg）を合併する者

（次頁へつづく）

2) PROMINENT の意義・概要

表2 PROMINENT 試験における症例の除外基準 (つづき)

18. 慢性活動性 B 型肝炎または C 型肝炎の既往歴がある，もしくはヒト免疫不全ウイルス（HIV）の感染が既知である者；ただし，治療により C 型肝炎の消失が記録上確認できる被験者の組入れは可能

19. 非黒色腫皮膚癌または子宮頸部上皮内癌を除く過去 2 年以内の活動性悪性腫瘍の既往を有する者

20. 臓器移植の既往がある，または今後 5 年間に臓器移植に至る可能性の高い何らかの病態を有する者

21. シクロスポリン，リファンピシンまたはその他 OATP1B1 または OATP1B3 阻害薬を現在慢性的に使用している者，または慢性使用が予想される者

22. アルコール依存症の既往を有する者，または試験期間中のアルコール飲料の摂取量を男性で週 15 杯未満もしくは 1 回 5 杯未満，女性で週 8 杯未満もしくは 1 回 4 杯（または単位）未満に制限する意思がない者。1 杯の定義：ビール 12 オンス（350mL），ワイン 5 オンス（150mL），リキュール 1.5 オンス（45mL）

23. ガラクトース不耐性，Lapp ラクターゼ欠乏症，またはグルコース‐ガラクトース吸収障害の遺伝性疾患の既往を有する者

24. 妊娠中の女性，授乳中の女性，試験期間中に妊娠，または授乳の予定がある女性，または許容可能な避妊法を使用しない妊娠可能な女性

25. 血管疾患を除き，試験完了を妨げかねない余命 3 年未満の病態を有する者

26. 薬物乱用，認知症，2 年以内の転居予定，服薬・来院予定不遵守の経験など試験薬および手順のアドヒアランスを損なう可能性の高い何らかの因子を有する者

27. 同意説明の時点で別の臨床試験に参加中，または本試験の同意説明文書への署名前 90 日以内に試験薬を服用していた者

おわりに

　これまでに実施された多くの研究により，高 TG 血症，特に TG リッチリポ蛋白の動脈硬化促進性が示唆されている。ところが，糖尿病や肥満の増加や心血管病が世界的な問題となる中，スタチン治療下で高 TG 血症を呈する 2 型糖尿病患者への介入が心血管リスクの低減をもたらすという直接的な証明は未だ得られていない。

　SPPARM α ペマフィブラートは，強力な脂質改善効果と高い安全性を有し，過去の前臨床および臨床研究の成績から，既存のフィブラート薬に比べ，よりベネフィットがリスクを上回ることが期待されている。世界で初めて行われる SPPARM α の大規模臨床試験 PROMINENT の結果は，専ら LDL

177

5　SPPARMαのエビデンス

低下治療に重きを置いてきた脂質異常症治療の世界に新たな1ページを刻み，高TG血症を標的とした介入に革新をもたらす可能性がある。

● 文 献

1) Nordestgaard BG, Varbo A: Triglycerides and cardiovascular disease. Lancet 384: 626-635, 2014

2) Pradhan AD et al: Rationale and design of the Pemafibrate to Reduce Cardiovascular Outcomes by Reducing Triglycerides in Patients with Diabetes (PROMINENT) study. Am Heart J 206: 80-93, 2018

3) Nissen SE et al: Statin therapy, LDL cholesterol, C-reactive protein, and coronary artery disease. N Engl J Med 352: 29-38, 2005

4) Sabatine MS et al: Evolocumab and Clinical Outcomes in Patients with Cardiovascular Disease. N Engl J Med 376: 1713-1722, 2017

5) Hermans MP, Fruchart JC: Reducing vascular events risk in patients with dyslipidaemia: an update for clinicians. Ther Adv Chronic Dis 2: 307-323, 2011

6) Kugiyama K et al: Remnant lipoprotein levels in fasting serum predict coronary events in patients with coronary artery disease. Circulation 99: 2858-2860, 1999

7) Koba S et al: Small dense LDL phenotype is associated with postprandial increases of large VLDL and remnant-like particles in patients with acute myocardial infarction. Atherosclerosis 170: 131-140, 2003

8) Keech A et al: Effects of long-term fenofibrate therapy on cardiovascular events in 9795 people with type 2 diabetes mellitus (the FIELD study): randomised controlled trial. Lancet 366: 1849-1861, 2005

9) ACCORD Study Group: Effects of combination lipid therapy in type 2 diabetes mellitus. N Engl J Med 362: 1563-1574, 2010

10) Lee M et al: Efficacy of fibrates for cardiovascular risk reduction in persons with atherogenic dyslipidemia: a meta-analysis. Atherosclerosis 217: 492-498, 2011

11) Myocardial Infarction Genetics and CARDIoGRAM Exome Consortia Investigators: Coding Variation in ANGPTL4, LPL, and SVEP1 and the Risk of Coronary Disease. N Engl J Med 374: 1134-1144, 2016

12) Yamazaki Y et al: Design and synthesis of highly potent and selective human peroxisome proliferator-activated receptor alpha agonists. Bioorg Med Chem Lett 17: 4689-4693, 2007

13) Ishibashi S et al: Effects of K-877, a novel selective PPAR α modulator (SPPARM α), in dyslipidaemic patients: A randomized, double blind, active- and placebo-controlled, phase 2 trial. Atherosclerosis 249: 36-43, 2016

14) Arai H et al: Efficacy and safety of K-877, a novel selective peroxisome proliferator-activated receptor α modulator (SPPARMα), in combination with statin treatment: Two randomised, double-blind, placebo-controlled clinical trials in patients with dyslipidaemia. Atherosclerosis 261: 144-152, 2017

6 トピックス

topic 1）冠動脈疾患発症における中性脂肪の関わり

久保田 康彦　　磯 博康

はじめに

　脂質異常症は高血圧，糖代謝異常，喫煙などとともに冠動脈疾患の危険因子の一つであり，高 low-density lipoprotein（LDL）コレステロール血症，低 high-density lipoprotein（HDL）コレステロール血症および高中性脂肪血症のうちいずれかに該当した状態のことをいう。この三者のうち，高 LDLコレステロール血症と低 HDLコレステロール血症については，冠動脈疾患発症との関連が早くから確立されていたが，高中性脂肪血症が冠動脈疾患の独立した危険因子と認識されるようになったのは比較的最近のことである。これは，高中性脂肪血症を有する人は，低 HDLコレステロール血症，インスリン抵抗性，肥満など，冠動脈疾患のその他の危険因子を同時に有していることが多いため，また，中性脂肪の将来の冠動脈疾患発症の予測能が，空腹時および非空腹時測定で異なるため，高 LDLコレステロール血症や低 HDLコレステロール血症ほど，独立した危険因子であるとの一貫した結果が得られていなかったことが原因としてとして挙げられている。

　そこで本項では，中性脂肪と冠動脈疾患に関するこれまでの国内外からの疫学研究結果を紹介しながら，両者の関係を概説する。

高中性脂肪血症と冠動脈疾患

　高中性脂肪血症により動脈硬化が促進されるという仮説が1940年代に提唱された[1]。以降，世界中の研究者がこの仮説を検証している。1959年に報告された中性脂肪と冠動脈疾患に関する最も古い症例対照研究（20〜78歳

6 トピックス

の米国人対象）によると，冠動脈疾患を有する患者群では対照群と比較し，中性脂肪値が高かった[2]。

1975年に報告されたWestern Collaborative Group Study（約3,500人の39〜59歳の米国人対象）は中性脂肪と冠動脈疾患に関する最も古いコホート研究であるが，それによると，8.5年の追跡期間中257例の冠動脈疾患が発症し，高中性脂肪血症は冠動脈疾患発症と有意な関連を認めた[3]。ただし，調整因子は総コレステロールのみで，HDLコレステロールは含まれていなかった。その後，Caerphilly and Speedwell Collaborative Heart Disease Studies（約5,000人の45〜63歳の英国人からなるコホート研究）が，HDLコレステロールを調整因子に含めても高中性脂肪血症は冠動脈疾患と有意な関連を示すことを報告した[4]。

日本でもこれらの研究結果を支持する結果を，我々の研究グループが報告した。Circulatory Risk in Communities Study（CIRCS）は約10,000人の40〜69歳の一般住民を対象とするコホート研究であるが，総コレステロールやHDLコレステロールと独立して，高中性脂肪血症が冠動脈疾患発症と関連があることが示された[5]（**図1**）。血清中性脂肪値4分位の最下位と比較して，最高位のグループは1.93倍冠動脈疾患発症のリスクが高かった[5]。

一方で，これらの結果に反する結果も報告されている[6-9]。相反する研究結果が存在することに対する説明の一つとして，中性脂肪の測定方法が注目されている。将来の冠動脈疾患の予測能は，空腹時中性脂肪値と非空腹時中性脂肪値のどちらを使用するかで結果が異なることが示唆されている[10,11]。

疫学研究では伝統的に，空腹時中性脂肪値を使用することが多かった。しかしながら，現代人は一日のうちで空腹状態であるということは少なく，空腹時中性脂肪値よりも非空腹時中性脂肪値のほうがより現代人の平均的な中性脂肪値を反映しており，冠動脈疾患の予測には非空腹時中性脂肪値のほうが適しているのではないかと考えられるようになった[10,11]。

先述のCIRCS研究では，空腹時と非空腹時両方の中性脂肪値を測定し，両者の予測能を比較している。空腹時中性脂肪値が基準値内（1.69mmol/L未満）のグループと比較して，空腹時中性脂肪値が基準値を上回るグループの冠動脈疾患発症リスクは1.17（95％信頼区間: 0.52-2.62）倍と，空腹時

topic 1）冠動脈疾患発症における中性脂肪の関わり

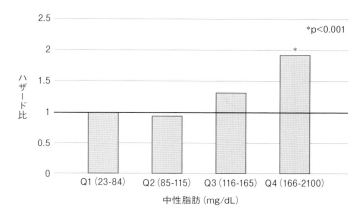

図1 中性脂肪値と冠動脈疾患発症との関係
男女40〜69歳10,659人，約22年間の追跡。Q1と比較し，Q4では有意に発症リスクが高かった。性，年齢，body mass index，収縮期血圧，降圧薬，総コレステロール，HDLコレステロール，喫煙，飲酒量，糖尿病，閉経状態（女性のみ）で調整。
（文献5より改変引用）

中性脂肪と冠動脈疾患発症との間に有意な関連を認めなかった。一方，非空腹時中性脂肪値を用いて同様に検証すると，非空腹時中性脂肪値が基準値を上回るグループは基準値内のグループと比較して，冠動脈疾患の発症リスクが1.69（95％信頼区間：1.01-2.65）倍と有意に高かった。海外の研究でも同様に，空腹時測定よりも非空腹時測定のほうが予測能に優れていることが報告されている[12]。

次にコホート研究を集めたメタアナリシスの結果を紹介する。29の欧米のコホート研究からなるメタアナリシス（合計262,525人のデータ）では，中性脂肪値3分位で最下位のグループと比較して，最上位のグループは約1.7倍冠動脈疾患のリスクが高かった[13]。日本を含めたアジア太平洋地域の26のコホート研究からなるメタアナリシス（合計96,224人のデータ）では，中性脂肪値が5分位で最下位のグループと比較して，最上位のグループは約1.8倍リスクが高かった[14]。さらに，空腹時と非空腹時中性脂肪値の予測能を比較したところ，非空腹時中性脂肪値のほうが予測能に優れていること

6 トピックス

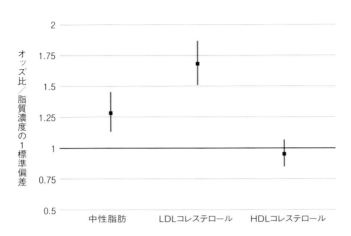

図2 メンデルランダム化解析による脂質と冠動脈疾患との関係
遺伝的に上昇した中性脂肪とLDLコレステロールは冠動脈疾患と有意な関連を認めた。
(文献17より改変引用)

がわかった[14]。

血清中性脂肪値を選択的に下げることで,冠動脈疾患の発症リスクが低下するかを検証した介入試験は今のところないが,高中性脂肪血症と冠動脈疾患発症の因果関係については,メンデルランダム化解析により示唆されている[15-17] (**図2**)。メンデルランダム化解析は,従来の観察疫学研究が持つ限界(交絡因子の影響や逆因果性など)を乗り越えられる利点があり,因果推論を可能にしてくれる解析方法である。最新のメンデルランダム化解析の結果によると,遺伝子の影響で1標準偏差分中性脂肪値が高くなると,冠動脈疾患リスクは1.28(95%信頼区間:1.13-1.45)倍高かった(**図2**)。

以上より,現在では中性脂肪が比較的高いとされる欧米人のみならず日本人にとっても,高中性脂肪血症は冠動脈疾患の独立した危険因子とする考えが主流となっている。

おわりに

高中性脂肪血症と冠動脈疾患に関する,現在までのエビデンスを概説した。

今後は冠動脈疾患予防のために，因果関係に関するさらなるエビデンスの蓄積が必要である。

● 文 献

1) Moreton JR: Atherosclerosis and Alimentary Hyperlipemia. Science 106: 190-191, 1947
2) Albrink MJ, Man EB: Serum triglycerides in coronary artery disease. AMA Arch Intern Med 103: 4-8, 1959
3) Rosenman RH et al: Coronary heart disease in Western Collaborative Group Study. Final follow-up experience of 8 1/2 years. JAMA 233: 872-877, 1975
4) Bainton D et al: Plasma triglyceride and high density lipoprotein cholesterol as predictors of ischaemic heart disease in British men. The Caerphilly and Speedwell Collaborative Heart Disease Studies. Br Heart J 68: 60-66, 1992
5) Iso H et al: Fasting and non-fasting triglycerides and risk of ischemic cardiovascular disease in Japanese men and women: the Circulatory Risk in Communities Study (CIRCS). Atherosclerosis 237: 361-368, 2014
6) Wilhelmsen L et al: Multivariate analysis of risk factors for coronary heart disease. Circulation 48: 950-958, 1973
7) Salonen JT, Puska P: Relation of serum cholesterol and triglycerides to the risk of acute myocardial infarction, cerebral stroke and death in eastern Finnish male population. Int J Epidemiol 12: 26-31, 1983
8) Pocock SJ et al: Concentrations of high density lipoprotein cholesterol, triglycerides, and total cholesterol in ischaemic heart disease. BMJ 298: 998-1002, 1989
9) Criqui MH et al: Plasma triglyceride level and mortality from coronary heart disease. N Engl J Med 328: 1220-1225, 1993
10) Patsch JR et al: Relation of triglyceride metabolism and coronary artery disease. Studies in the postprandial state. Arterioscler Thromb 12: 1336-1345, 1992
11) Zilversmit DB: Atherogenesis: a postprandial phenomenon. Circulation 60: 473-485, 1979
12) Mora S et al: Fasting compared with nonfasting lipids and apolipoproteins for predicting incident cardiovascular events. Circulation 118: 993-1001, 2008
13) Sarwar N et al: Triglycerides and the risk of coronary heart disease 10,158 incident cases among 262,525 participants in 29 Western prospective studies. Circulation 115: 450-458, 2007
14) Patel A et al: Serum triglycerides as a risk factor for cardiovascular diseases in the Asia-Pacific region. Circulation 110: 2678-2686, 2004
15) Do R et al: Common variants associated with plasma triglycerides and risk for coronary artery disease. Nat Genet 45: 1345-1352, 2013
16) Holmes MV et al: Mendelian randomization of blood lipids for coronary heart disease. Eur Heart J 36: 539-550, 2015
17) White J et al: Association of Lipid Fractions With Risks for Coronary Artery Disease and Diabetes. JAMA Cardiol 1: 692-699, 2016

6 トピックス

topic 2) 食後高中性脂肪血症管理の重要性

増田 大作

空腹時高TG血症と食後高脂血症

　生活環境の変化に伴い脂質異常症患者が増え，動脈硬化性心血管疾患が増加している。この抑制を目的として，日本動脈硬化学会は『動脈硬化性疾患予防ガイドライン2017年版』において臨床研究のエビデンスをもとに，LDLコレステロール（LDL-C）140mg/dL以上，トリグリセライド（TG）150mg/dL以上，HDLコレステロール（HDL-C）40mg/dL未満を脂質異常症のスクリーニングのための診断基準としている[1]。この基準は治療目標値ではなく，冠動脈疾患の既往や糖尿病・慢性腎臓病・非心原性脳梗塞・末梢動脈疾患の合併さらに絶対リスクを評価した上で治療目標値が設定され，LDL-C値であればリスクの重みに応じて100，120，140，160mg/dL以下を目指すようにこまめに区分されている[1]。しかしながら，高TG血症に関してはこのように包括的な管理とまではされておらず，治療目標も150mg/dL以下と定められているのみで，動脈硬化リスクの抑制との関連は不明瞭な部分も多い[1]。

　Meta-analysisによる検討では，空腹時TG値の1mmol/L（=88mg/dL）の上昇によりオッズ比が男性で1.32，女性で1.76上昇し[2]，本邦の検討でも冠動脈疾患の発症はLDL-C値で補正してもTG≧150mg/dLで増加することが示され[3]，高TG血症は心血管疾患の独立したリスク因子であると判定されている。しかし，空腹時TG値は食事中の脂質含有量や食事からの時間により個人間で変動し，心血管イベント発症リスクが高い耐糖能異常患者やメタボリックシンドローム患者ではTG値の上昇は軽度で，逆にリスクの低

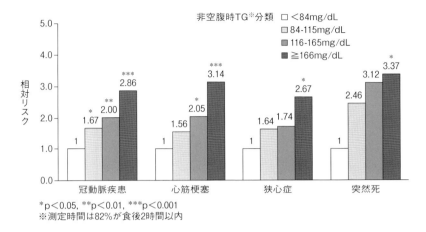

図1 食後高脂血症（非空腹時TG高値）と心血管疾患
わが国における疫学調査による。　　　　　　　　　　　　　　　　　（文献4より）

い原発性高カイロミクロン血症やリポ蛋白リパーゼ欠損症等ではTG値は著明に上昇する。

このように，空腹時のTG値は心血管リスクとの相関は存在するもののそれだけでは不十分であり，その背景にあるリポ蛋白代謝異常を適切に評価する必要がある。

食後高TG血症とリポ蛋白代謝異常

以前から食後TG値が高い症例では心血管疾患の発症が多く，逆に心血管疾患症例で食後TG値の上昇が多く認められ，食後高脂血症として認識されている。日本人の前向き研究でも，コレステロール値と独立し非空腹時TG値の上昇（＜84mg/dL，84-115mg/dL，116-165mg/dL，≧166mg/dL）が突然死・心筋梗塞・狭心症の増加に正相関することが示されている[4]（図1）。さらにCopenhagen City Heart Studyにおいて，非空腹時TG値が虚血性心疾患や虚血性脳卒中の発症率と相関することが示され[5]，欧州動脈硬化学会

および欧州臨床検査医学会は2mmol/L（175mg/dL）を食後TG値の基準値上限値と提案し，日常診療における有用性・便宜性を訴えている[5]。なお，この評価においてLDL-C値およびnon-HDL-C値は，食事の有無で有意差はみられなかった。西欧と本邦の食事環境や脂質異常の分布の違いから，これをそのまま本邦の基準とするのは難しいが，今後，食後高脂血症を評価する方法としての食後TG値測定の検討も進めるべきと考える。

食後高脂血症，高TG血症の背景には，リポ蛋白代謝異常によるTGに富んだリポ蛋白（TG-rich lipoproteins: TRLs）の増加が存在する。TRLには，小腸でアポ蛋白（アポ）B48を核として形成されたカイロミクロンと，カイロミクロンが血管内皮に係留するリポ蛋白リパーゼ（LPL）により内包するTGが水解され小粒子化したカイロミクロンレムナント，肝臓でアポB100を核として形成されるVLDLとそのLPLによる水解で形成されるVLDLレムナントが存在する。食後に増加するのはカイロミクロンおよびカイロミクロンレムナントであり，LDLやVLDLは食事によらず定常的に産生されている。

レムナントは迅速にそのほとんどが肝臓に吸収されるが，血中に大量に産生される場合は滞留し，その結果，酸化LDL同様に血管内皮下の動脈硬化プラークに蓄積する。レムナントの動脈硬化惹起的な特性は多くの基礎研究で示されており，図2に示すとおりである[6,7]。これらの特性もまたレムナントのマクロファージ泡沫化につながり，動脈硬化プラークを進行させることになる。

レムナントの評価と動脈硬化惹起性

本邦では，レムナントの定量的評価系としてレムナント様リポ蛋白コレステロール（remnant-like particles-cholesterol: RLP-C）濃度およびレムナントリポ蛋白コレステロール（remnant lipoprotein-cholesterol: RemL-C）濃度の測定が可能である。前者は抗アポA-I抗体と抗アポB100抗体で，後者は界面活性剤を用いてレムナント以外のリポ蛋白を除去しコレステロール濃度を測定する[7]。

topic 2) 食後高中性脂肪血症管理の重要性

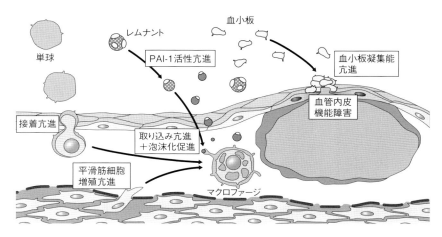

図2 レムナントの動脈硬化惹起性

(文献6より)

　レムナント蓄積と動脈硬化性疾患の相関を反映して、レムナントコレステロールはⅢ型高脂血症、耐糖能異常（impaired glucose tolerance: IGT）、2型糖尿病の存在により高値となり、この高値はLDL-C値と独立して頸動脈内膜中膜複合体肥厚（intima-media thickness: IMT）や心血管疾患発症リスクの上昇と関連する[7]。レムナントコレステロールはカイロミクロンレムナントとVLDLレムナントを合わせて評価しているが、カイロミクロンレムナントもまた強い動脈硬化惹起性を有することは組織学的にも基礎研究においても証明されている[6,7]。

　1日3回の食事に伴う食後カイロミクロンレムナントの増加は、動脈硬化

プラークの進展に継続的に強い影響を与えうると考え，我々はカイロミクロンレムナントの1粒子に1個保持されるアポB48の濃度測定系の開発に世界で初めて成功した[7]。高脂肪食負荷に伴いアポB48値やRLP-C値はTG値とともに増加するが，アポB100値や総コレステロール（TC）値は負荷で変化しなかったことから，カイロミクロンレムナントの増加が食後高脂血症の主因であることが改めて示された[7]。空腹時アポB48濃度の基準値上限は$5.7\mu g/mL$であり，脂質異常（高LDL-C・高TG・低HDL-C血症）の項目数の増加，メタボリックシンドロームの存在やその構成成分（高血圧，高血糖，高TG/低HDL-C血症）の増加に比例して増加し，慢性腎臓病（CKD）症例における蛋白尿やeGFR低値との相関も認められ，Ⅲ型高脂血症症例におけるスクリーニングに有用である[7]。

さらに，高血圧を除外した健診症例では，頸動脈エコーIMTはアポB48濃度と$100 < TG \leqq 150mg/dL$の群において有意な相関を認め，アポB48/TG比とも相関していたことから，小粒子カイロミクロンレムナント（TGを失い粒子サイズが小さく内皮下へ侵入しやすい）の増加がIMTの進行に影響しており，TG値によらないことを示していた[8]。さらに，75%以上の有意な冠動脈狭窄を有する群は，年齢・性別・BMIを一致させた有意狭窄のない群より空腹時アポB48値が有意に高値であり，他の冠危険因子と比較して最も強い独立した冠危険因子であり，それらとの並存により罹患率が上昇した[9]。

このように，空腹時アポB48濃度測定は，カイロミクロンレムナントという動脈硬化プラークの進展に直接関わる因子の定量的マーカーとして重要であり，現在，保険収載に向け手続きを進めている状況である。

食後高脂血症に対する治療とSPPARM α

食後高脂血症の治療の基本は食事療法であり，脂質摂取量の減少に加えて，調理に用いる油や合わせて摂取する食物を考慮する。①オートブラン，米糠，小麦繊維，麦芽に含まれる食物繊維，②ポリフェノール，③炭素数10以下の中鎖脂肪酸，④ジアシルグリセロール，⑤エイコサペンタエン酸（eicosapentaenoic acids: EPA）・ドコサヘキサエン酸（docosahexaenoic acids: DHA）などが

topic 2) 食後高中性脂肪血症管理の重要性

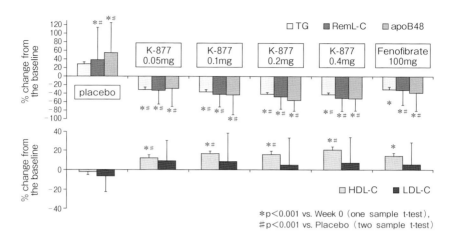

図3 SPPARMα (K-877) によるTG/レムナントの抑制とHDL-C値の上昇
・ランダム化二重盲検プラセボ比較研究
・TG値200mg/dL以上およびHDL-C値男性50mg/dL未満, 女性55mg/dL未満
・ランダム化ののち, K-877 (ペマフィブラート, 0.05, 0.1, 0.2, 0.4mg/日) あるいはフェノフィブラート (100mg/日) で12週間治療

(文献10より)

有効とされている。投薬治療としては，脂質代謝異常治療薬（EPA・スタチン・フィブラート・エゼチミブ）と，一部の糖尿病治療薬（DPP-4阻害薬，GLP-1受容体作動薬）に効果がある可能性が指摘されている[7]。

SPPARMαであるペマフィブラート（Pemafibrate, K-877）については，既に多くの臨床研究が進行中である。治験時の評価データを用いた脂質プロファイルの検討では，SPPARMαはフェノフィブラート（fenofibrate）と同様にTG値を低下させHDL-C値を上昇させるが，それのみならずレムナントを抑制しており，RemL-CやアポB48濃度を低下させるのに成功していた（**図3**）[10]。従来のフィブラートでみられる肝機能障害，ホモシステインやクレアチニンの上昇などの副作用も少なく，確実なレムナント抑制による心血管イベント発症の抑制が期待される。

我々の基礎検討では，高脂肪食投与マウスにおいてK-877投与はフェノフィ

ブラート同様に食後の高TG血症・高レムナント血症を改善し，小腸でのアポBおよびNPC1L1の発現は両者とも抑制されているが，肝臓でのSREBP1cおよびMTTPのフェノフィブラートによる発現亢進はK-877ではみられず[11]，K-877の高い選択性がより適切なPPARα増強による代謝改善につながっていると考えられた。

心血管イベント抑制をアウトカムとした臨床研究が現在進行中であり，本薬はレムナント蓄積状態における心血管イベント抑制に極めて有力な治療薬と期待される。

おわりに

長く心血管イベントの残余リスク評価には空腹時TG値が用いられてきたが，実際に動脈硬化プラークを形成するのはレムナントである。動脈硬化惹起性を示す食後高脂血症は，未だ十分なメカニズム解析や治療介入の検討がなされていない。臨床検査値異常だけではなく，背景に存在するリポ蛋白代謝異常を念頭に置いた測定系の開発と，適切な評価法の開発が望まれる。

文 献

1) 日本動脈硬化学会編：動脈硬化性疾患予防ガイドライン2017年版，日本動脈硬化学会，2017

2) Hokanson JE, Austin MA: Plasma triglyceride level is a risk factor for cardiovascular disease independent of high-density lipoprotein cholesterol level: a meta-analysis of population-based prospective studies. J Cardiovasc Risk 3: 213-219, 1996

3) Okamura T et al: A revised definition of the metabolic syndrome predicts coronary artery disease and ischemic stroke after adjusting for low density lipoprotein cholesterol in a 13-year cohort study of Japanese: the Suita study. Atherosclerosis 217: 201-206, 2011

4) Iso H et al: Serum triglycerides and risk of coronary heart disease among Japanese men and women. Am J Epidemiol 153: 490-499, 2001

5) Nordestgaard BG et al; European Atherosclerosis Society (EAS) and the European Federation of Clinical Chemistry and Laboratory Medicine (EFLM) joint consensus initiative: Fasting is not routinely required for determination of a lipid profile: clinical and laboratory implications including flagging at desirable concentration cut-points-a joint consensus statement from the European Atherosclerosis Society and European Federation of Clinical Chemistry and Laboratory Medicine. Eur Heart J 37: 1944-1958, 2016

topic 2) 食後高中性脂肪血症管理の重要性

6) Fujioka Y, Ishikawa Y: Remnant lipoproteins as strong key particles to atherogenesis. J Atheroscler Thromb 16: 145-154, 2009

7) Masuda D, Yamashita S: Postprandial Hyperlipidemia and Remnant Lipoproteins. J Atheroscler Thromb 24: 95-109, 2017

8) Nakatani K et al: Serum apolipoprotein B-48 levels are correlated with carotid intima-media thickness in subjects with normal serum triglyceride levels. Atherosclerosis 218: 226-232, 2011

9) Masuda D et al: Correlation of fasting serum apolipoprotein B-48 with coronary artery disease prevalence. Eur J Clin Invest 42: 992-999, 2012

10) Ishibashi S et al; K-877-04 Study Group: Effects of K-877, a novel selective PPARα modulator (SPPARMα), in dyslipidaemic patients: A randomized, double blind, active- and placebo-controlled, phase 2 trial. Atherosclerosis 249: 36-43, 2016

11) Sairyo M et al: A Novel Selective PPARα Modulator (SPPARMα), K-877 (Pemafibrate), Attenuates Postprandial Hypertriglyceridemia in Mice. J Atheroscler Thromb 25: 142-152, 2018

191

6 トピックス

topic 3) 遺伝子多型から考える
トリグリセライドリスク

多田 隼人

はじめに

　ある物質が，特定の疾患の原因物質であることを立証すること（逆に特定の疾患の予防・治療に対してある物質に介入すべきかどうか）は容易ではない。通常，これまで得られた知見等をもとに，ある物質に対して薬剤を用いて介入する（大規模な）ランダム化比較試験を行い立証する。ところが，メンデルランダム化研究という解析法が考案され，観察試験においても交絡因子を除外し，あたかも無作為化介入試験を行ったかのように因果関係を明らかにすることができるようになった[1]。

　メンデルランダム化研究とは，対立形質が無作為に遺伝するという仮定に基づく分子疫学的解析法である。ある遺伝子多型は減数分裂第一分裂時において「ランダムに」子孫に伝えられ，これが介入試験における「無作為化」と同義と仮定する。その多型の存在によりある血中バイオマーカー（例えばトリグリセライド）が変動し，さらに目的とするアウトカム（例えば冠動脈疾患）を横断的に評価すれば，得られる結果はまさに無作為化介入試験と同じであると期待される。

　このようなメンデルランダム化研究からは，トリグリセライドはまさに介入すべき冠動脈疾患の原因物質であると考えられる。適切なランダム化比較試験により，その関連性が立証されれば，今後の動脈硬化性疾患の予防・治療戦略の新たなターニングポイントとなり得る。

topic 3）遺伝子多型から考えるトリグリセライドリスク

LDLコレステロールストーリー・HDLコレステロールストーリー

　トリグリセライドに関連したメンデルランダム化研究を考えるにあたり，まずはLDLコレステロールやHDLコレステロールの場合を考えることから始めたい。

　LDLコレステロール値に関連する高頻度遺伝子多型・希少遺伝子変異の研究からは，LDLコレステロールに関連するいかなる遺伝子座の遺伝子多型・変異においても一貫してLDLコレステロールの低下と心臓血管病の低下とが直線状に関連することが示されている（**図1**）。

　一方で，2012年にHDLコレステロール値関連遺伝子としてLIPG遺伝子p.Asn396Ser変異の有無と心臓血管病との関連について検討された。HDLコレステロール値6mg/dL上昇を伴う同変異（LDLコレステロール値やトリグリセライドには影響を与えない）を有するため，仮にこれがcausal factorであると仮定すると，疫学研究結果などからこれらの集団に対して約20%の心臓血管病リスク低下が見込まれる。しかし，実際には同変異と心臓血管病との関連は全く認められなかった[2]。

　HDLコレステロール関連希少変異に関し，我々はCETP欠損症として知られるHDLコレステロール値上昇希少変異に着目し，多数例での検討を行った。合計6万例近い症例対照研究のメタ解析により，CETP遺伝子機能喪失型変異の有無と，心臓血管病の有病率を検討したところ，CETP遺伝子機能喪失型変異を有する集団において，約30%の心臓血管病オッズ比低下が認められた[3]。しかし，このようなCETP遺伝子機能喪失型変異により，HDLコレステロール値は確かに23mg/dL上昇するものの，一方で同時にLDLコレステロール値は12mg/dL低下する。これまでの遺伝的LDLコレステロール値低下と心臓血管病オッズ比低下との関連を鑑みた場合，先天的LDLコレステロール低下12mg/dLは心臓血管病オッズ比約30%低下と関連する。よって，CETP機能喪失型変異に伴うベネフィットのほとんどはHDLコレステロール上昇というよりもむしろ先天的LDLコレステロール低下によるものであると推定される。

193

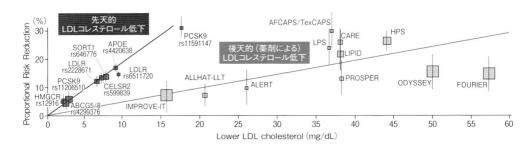

図1 先天的・後天的LDLコレステロール低下と冠疾患リスク

　このように，高頻度遺伝子多型・希少遺伝子変異による研究からも，HDLコレステロール値増加に伴うベネフィットは見出せないと言える。これらのLDLコレステロールストーリー・HDLコレステロールストーリーは，それぞれLDLコレステロール・HDLコレステロールに対するランダム化比較試験の結果と一致しているのは興味深い。

トリグリセライドと冠動脈疾患：高頻度遺伝子多型を用いた検討

　トリグリセライドに関するメンデルランダム化研究が同様に行われたが，トリグリセライドにのみ影響を与えるSNPはごくわずかであり，多くはLDLコレステロールやHDLコレステロールにも同時に影響を及ぼす。そこでKathiresan博士らは，トリグリセライドを含めた脂質値に影響を及ぼす185個のSNPを抽出し，LDLコレステロール値やHDLコレステロール値を統計学的に調整したモデルで検討した。その結果，トリグリセライドに影響を与えるSNPはLDLコレステロール値やHDLコレステロール値とは独立し，冠動脈疾患と関連を有することが明らかにされた（**表1**）[4]。

　この結果からは，トリグリセライドはHDLコレステロール値とは異なり，冠動脈疾患と因果関係を有することが示唆されるため，トリグリセライドをターゲットとした治療の有効性が期待されると結論付けた。

topic 3）遺伝子多型から考えるトリグリセライドリスク

表1 脂質関連高頻度遺伝子多型と冠動脈疾患

アウトカム	予測因子	共変数	β（標準偏回帰係数）	SE（標準誤差）	p-value
冠動脈疾患	LDLコレステロール	—	0.41	0.039	$4×10^{-20}$
		HDLコレステロール	0.38	0.039	$9×10^{-19}$
		トリグリセライド	0.40	0.034	$1×10^{-23}$
		HDLコレステロール+トリグリセライド	0.38	0.034	$2×10^{-22}$
冠動脈疾患	HDLコレステロール	—	-0.18	0.052	0.0006
		LDLコレステロール	-0.12	0.041	0.005
		トリグリセライド	-0.09	0.048	0.057
		LDLコレステロール+トリグリセライド	-0.04	0.037	0.35
冠動脈疾患	トリグリセライド	—	0.44	0.074	$2×10^{-8}$
		LDLコレステロール	0.42	0.057	$5×10^{-12}$
		HDLコレステロール	0.36	0.074	$3×10^{-6}$
		LDLコレステロール+HDLコレステロール	0.36	0.057	$1×10^{-9}$

トリグリセライドと冠動脈疾患：希少変異を用いた検討

　トリグリセライドに関連した希少変異として最も有名なのが，リポ蛋白リパーゼ（lipoprotein lipase: LPL）遺伝子であろう。LPL遺伝子の機能喪失型遺伝子変異のホモ接合型はLPL欠損症として知られ，著明な高トリグリセライド血症を呈することが知られている。しかし，その希少さからLPL欠損症と冠動脈疾患との関連は必ずしも明確ではなかった。

　そこで，Kathiresan博士らは3万例を超える冠動脈疾患の症例対照研究を用いて，LPL遺伝子希少有害変異の存在と冠動脈疾患の関連を検討した。結果として，希少有害変異1個あたりトリグリセライド20mg/dLの上昇およびオッズ比の増加（1.84）と関連していることを示した[5]。本研究は，LPL遺伝子にのみフォーカスを当てているため，そのpleiotropyの存在は否定で

195

6 トピックス

表2 トリグリセライド関連希少変異と冠動脈疾患・2型糖尿病オッズ比

遺伝子	変異数	トリグリセライド	HDL コレステロール	LDL コレステロール	冠動脈疾患 オッズ比	2型糖尿病 オッズ比
LPL	7	-0.138±0.002 ($<1.0×10^{-237}$)	0.939±0.011 ($<1.0×10^{-237}$)	0.025±0.012 (-0.03)	0.66	0.8
ANGPTL4	1	-0.273±0.01 ($4.2×10^{-175}$)	0.891±0.035 ($4.8×10^{-146}$)	-0.014±0.036 (-0.7)	0.6	0.67
APOA5	7	-0.227±0.002 ($<1.0×10^{-237}$)	0.453±0.009 ($<1.0×10^{-237}$)	-0.145±0.009 ($8.4×10^{-59}$)	0.76	0.88
APOC3	3	-1.069±0.032 ($3.2×10^{-237}$)	0.695±0.03 ($9.0×10^{-120}$)	-0.106±0.03 ($4.7×10^{-4}$)	0.85	1.07
ANGPTL3	1	-0.077±0.003 ($6.1×10^{-170}$)	-0.136±0.035 ($1.2×10^{-4}$)	-0.588±0.037 ($4.8×10^{-58}$)	0.89	1.18
ANGPTL8	1	-0.353±0.051 ($2.8×10^{-12}$)	1.221±0.141 ($5.0×10^{-18}$)	-0.167±0.146 (-0.25)	0.74	1.58

LPL: lipoprotein lipase, ANGPTL4: angiopoietin-like 4, APOA5: apolipoprotein A5,
APOC3: apolipoprotein C3, ANGPTL3: angiopoietin-like 3, ANGPTL8: angiopoietin-like 8

きないものの，前項で示した高頻度遺伝子多型に加えて，希少変異においてもそのベクトルは同一であったことを初めて示した大変貴重な報告であると言える。

　本研究に加えて，我々はさらにサンプル数を増やし検討すべく，エクソームアレイと呼ばれるエクソームシークエンシング解析結果から希少有害変異を効率よく網羅したプラットフォームを利用し，30万人を超えるサンプルサイズに対して脂質値や冠動脈疾患との関連解析を行った。トリグリセライドおよび冠動脈疾患に関する検討で得られた大変興味深い結果として，①トリグリセライド低下に関連した希少有害変異は一貫して冠動脈疾患オッズを低下させた，②トリグリセライド低下に関連した希少有害変異による新規2型糖尿病発症オッズは遺伝子毎に差異が認められた（**表2**）[6]。本研究ではLPLに加えてANGPTL3やANGPTL4などの遺伝子を用いて解析を行っており，遺伝子特有のpleiotropyの存在は考えにくい。また，トリグリセライド低下のターゲット分子によっては，糖尿病発症も抑制できるのではないかと期待されるデータであると言える。

topic 3）遺伝子多型から考えるトリグリセライドリスク

おわりに

　冠動脈疾患の予防医学において，LDLコレステロールについては治療学の発展も相まって，その重要性の認知度は高い。一方でトリグリセライドについてはこれまで治療薬の効果が限定的であったこともあり，その重要性の認知度は必ずしも高いとは言えない。

　トリグリセライドに関連した高頻度遺伝子多型・希少変異を用いたメンデルランダム化研究結果からは，HDLコレステロールとは異なりトリグリセライドは冠動脈疾患の原因物質であり，介入すべきであると思われる。また，日本人においてもスタチン治療の残余リスクであるトリグリセライドについて[7]，遺伝学を背景とした解析結果に加えて適切なランダム化比較試験により，その有効性が確実なものとなれば，適切な管理が広く普及し，冠動脈疾患の抑制に大きく貢献すると思われる。

● 文 献

1）Tada H et al: Comprehensive genotyping in dyslipidemia: mendelian dyslipidemias caused by rare variants and Mendelian randomization studies using common variants. J Hum Genet 62: 453-458, 2017
2）Voight BF et al: Plasma HDL cholesterol and risk of myocardial infarction: a mendelian randomisation study. Lancet 380: 572-580, 2012
3）Nomura A et al: Protein-Truncating Variants at the Cholesteryl Ester Transfer Protein Gene and Risk for Coronary Heart Disease. Circ Res 121: 81-88, 2017
4）Do R et al: Common variants associated with plasma triglycerides and risk for coronary artery disease. Nat Genet 45: 1345-1352, 2013
5）Khera AV et al; Myocardial Infarction Genetics Consortium, DiscovEHR Study Group, CARDIoGRAM Exome Consortium, and Global Lipids Genetics Consortium: Association of Rare and Common Variation in the Lipoprotein Lipase Gene With Coronary Artery Disease. JAMA 317: 937-946, 2017
6）Liu DJ et al: Exome-wide association study of plasma lipids in >300,000 individuals. Nat Genet 49: 1758-1766, 2017
7）Tada H et al: Serum triglycerides predict first cardiovascular events in diabetic patients with hypercholesterolemia and retinopathy. Eur J Prev Cardiol 25: 1852-1860, 2018

6　トピックス

topic 4) 血管炎症におけるPPARαの関わり

SPPARMαによる
血管慢性炎症抑制のメカニズムと効果への期待

岩田 洋

PPARα活性化と血管炎症

　Peroxisome proliferator-activated receptor（PPAR）αは，主に肝臓や骨格筋に発現している核内受容体であり，リガンド結合に伴いretinoid X receptor（RXR）と複合体を形成し，DNA中のPPAR応答配列（PPAR response element: PPRE）に結合して，中性脂肪低下やHDLコレステロール（HDL-C）上昇などの脂質代謝調節に関与する[1]。また，PPARαは動脈における血管内皮細胞，血管平滑筋細胞，マクロファージにおいても作用を示し[2]，血管炎症（vascular inflammation）にも関与することが知られている。

　血管内皮細胞においてはnuclear factor-kappa B（NF-κB）抑制を介して血管細胞接着分子（VCAM-1）を抑制し，単球や炎症細胞の血管内侵入を防ぐことで血管炎症抑制効果を示す[3]。血管平滑筋細胞においては，NF-κB抑制によりインターロイキン1β（IL-1β）を介したシクロオキシゲナーゼ2（COX-2）の発現抑制が示されている[3]（**図1**）。そのほかに，内皮細胞におけるエンドセリン1（ET-1）産生抑制を介した平滑筋増殖抑制作用も認められている[3]。

　マクロファージにおいては，コレステロール引き抜きに関わるATP-binding cassette transporter A1（ABCA1）やHDL受容体であるscavenger receptor class B type I（SR-BI）発現増加によりコレステロール逆転送系を亢進させる[3]。また，蛋白分解酵素であり動脈硬化プラークの不安定化に寄与するマトリックスメタロプロテアーゼ9（MMP9）の発現抑制，酸化

topic 4) 血管炎症におけるPPARαの関わり
SPPARMαによる血管慢性炎症抑制のメカニズムと効果への期待

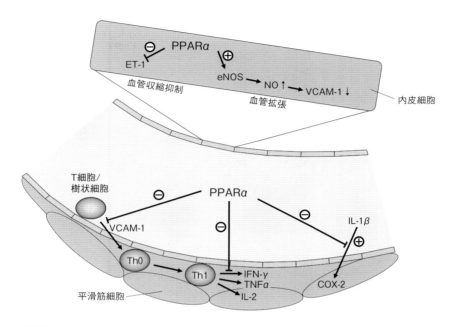

図1 PPARα活性化による血管炎症抑制のメカニズム

(文献3より)

LDLを低下させることによるマクロファージの泡沫化抑制作用が示されており[3]、マクロファージからの炎症性サイトカイン分泌を抑制する(**図2**)。PPARα活性化による抗炎症作用はリンパ球にも存在しており、Th1細胞から分泌される腫瘍壊死因子(TNFα)、インターフェロンγ(IFN-γ)、IL-2といった炎症性サイトカインの産生抑制効果が認められている[3](**図1**)。

このように、脂質プロファイル改善効果に加えて、PPARα活性化による抗炎症作用が示唆されている。Staelsらにより、冠動脈疾患患者においてフェノフィブラート投与により炎症マーカーであるC反応性蛋白(CRP)やIL-6が低下することが1996年に既に報告され[2]、さらにはⅡb型脂質異常症患者において、フェノフィブラート投与によるTNFα、IL-1β、hs-CRPの低下も報告されている[4]。

199

6 トピックス

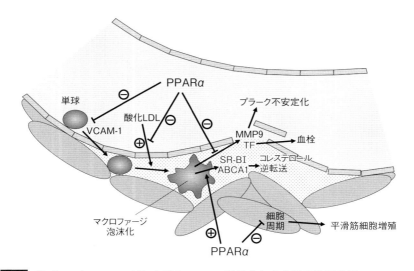

図2 単球・マクロファージにおけるPPARα活性化による炎症抑制作用

(文献3より)

SPPARMαと血管炎症抑制効果

　上記のように，PPARα活性化により脂質プロファイルの改善のみならず，抗炎症効果や血管内皮機能改善効果が期待されていたにもかかわらず，スタチン時代に入った後の大規模臨床試験では，フィブラートによる心血管イベント抑制効果は明らかに示されているとは言えない。その一つの原因として，これまでのフィブラートによって，PPARαが活性化されて脂質代謝などのon-targetの遺伝子転写が促進されても，それ以外のoff-targetである遺伝子に影響が及ぶことによる副作用への懸念があった。それに対して，選択的にPPARαを活性化させ，on-targetの遺伝子転写を促進し，一方でoff-targetの遺伝子転写を抑制した選択的PPARαモジュレーター (selective peroxisome proliferator-activated receptor modulator α: SPPARMα) が臨床で使用できるようになった[5]。

topic 4) 血管炎症におけるPPARαの関わり
SPPARMαによる血管慢性炎症抑制のメカニズムと効果への期待

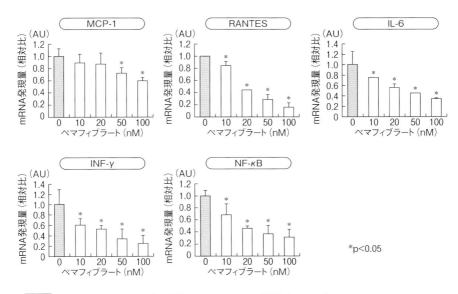

図3 SPPARMαによる炎症関連マーカーへの影響（in vitro）
ヒト冠動脈血管内皮細胞における炎症関連遺伝子の発現

（文献6より）

　SPPARMαはon-targetの遺伝子転写を選択的に高める薬剤であることから，炎症性メディエーターであるNF-κBの転写調節を介した抗炎症作用も期待されている。例えば，ヒト冠動脈内皮細胞を用いたin vitroの検討において，SPPARMαは濃度依存的にNF-κB，単球走化性促進因子（MCP-1），IL-6，INF-γの遺伝子発現を抑制させることが示されている[6]（図3）。また，アポE2ノックインマウスを用いた in vivoの検討では，特に高用量において優れたTG低下，non-HDL-C低下，HDL-C上昇作用を示し，炎症マーカーとしてVCAM-1，F4/80，IL-6低下作用が認められている[7]（図4）。この脂質代謝改善作用ならびに抗炎症作用の両者により，大動脈洞の動脈硬化巣面積をフェノフィブラート投与群に比べて有意に抑制させる結果が示された[7]。また，ヒト初代培養マクロファージを用いた検討では，SPPARMαはABCA1ならびにABCG1遺伝子発現量を増加させ，マクロファージからのコレステロール

6 トピックス

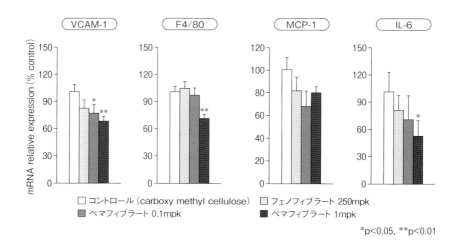

図4 SPPARMαによる炎症関連マーカーへの影響 (*in vivo*)
アポE2ノックインマウスにおける血管 (大動脈) 炎症マーカーの遺伝子発現

(文献7より)

引き抜きを改善させる可能性も示唆されている[7]。

さらに、SPPARMαを用いた臨床試験からは、SPPARMαがプラセボに比べ粒子サイズの小さいpreβ HDLやHDL$_3$-Cを上昇させ、マクロファージからのコレステロール引き抜き能を改善させる結果が示されており、さらには炎症マーカーとしてhs-CRP低下作用も確認されている[8]。また、血中のIL-1βについても長期投与試験において有意な低下が認められており[9]、基礎および臨床の両検討において抗炎症作用が示唆されている。

今後は、治験ではなく実臨床下の様々な背景における抗炎症作用に関するエビデンスを構築していく必要があると思われる。

抗炎症作用による動脈硬化予防エビデンス

これまでの動脈硬化病変の病理的観察あるいは多くの基礎研究により、さらには臨床研究でも、炎症と動脈硬化性進行との相関、あるいは炎症と

心血管イベント発症との関係が多数報告され，「動脈硬化は慢性炎症である」という概念が広く知られ，受け入れられている[10]。それにもかかわらず，純粋な抗炎症治療による予後改善効果はこれまで報告されていない。ただし，スタチンはその主作用であるLDLコレステロール低下作用に加えて，hs-CRPを指標とする抗炎症効果が証明されており，さらにその効果が予後改善につながることも報告されている[11,12]。

　その中で，脂質パラメーターとは独立した抗炎症効果が予後改善をもたらすことを初めて証明したのがCANTOS試験である。CANTOSでは，心筋梗塞の既往を有し，さらにはhs-CRPが高値である症例において，炎症による動脈硬化進行メカニズムの中の重要なプレーヤーであるIL-1βを選択的に阻害するカナキヌマブの投与により，脂質パラメーターに明らかな変化を認めないにもかかわらず，hs-CRPや血中のIL-6が低下し，心血管死亡・心筋梗塞・虚血性脳卒中を合わせた複合心血管イベントの相対リスクが15%抑制されることが明らかとなった[13]。純粋な炎症抑制が予後改善につながることが初めて証明された一方で，CIRT試験では，同様の仮説をもとに心筋梗塞既往のある患者および動脈硬化ハイリスクの1次予防患者を対象に低用量メトトレキサートを投与するも，hs-CRPあるいはIL-6への低下効果も十分でない上に，心血管イベント抑制効果は得られなかった[14]。CANTOS，CIRTという同じグループからの研究成果は，IL-1β-IL-6-hs-CRPを含むパスウェイを実際に抑制することが予後改善につながることを示唆し，このパスウェイの上流にあるNLRP3インフラマゾームが注目される[15]。

　上記に示したように，新たなSPPARMαは*in vitro*あるいは*in vivo*でも強い抗炎症効果を有しており，中性脂肪低下作用をはじめとする脂質プロファイル改善以外にも，抗炎症効果による予後改善効果が得られる可能性があり，現在進行中のPROMINENT試験の結果が待たれる[16]。

最後に

　動脈硬化予防としてスタチンのエビデンスは，プラセボ比較試験の結果として，あるいは低用量に対する高用量スタチンの比較試験の結果[17]として，多く蓄積され，動脈硬化性疾患に対する治療歴史上，最も大きな臨床イン

パクトを与えた薬剤であると考えられている。しかしながら，スタチンの
プラセボ比較試験においてすら，その相対リスク減少率はおよそ25〜40%
であり[18]，逆に60〜75%のリスクが残存すると考えられている（residual
risk，残余リスク）。その残存するリスクに中性脂肪や血管の慢性炎症といっ
た要素が含まれると考えられる。

　SPPARMαはPPARαに対し高選択性，高活性を示し，優れた脂質代謝改
善作用が認められ[19]，さらにはIL-1β-IL-6-hs-CRPの系を抑制することが
既に明らかとなっている。PROMINENT試験の結果が待たれるのはもちろ
んだが，世界で初めてSPPARMαが使用可能となったわが国における様々
な実臨床データ，リアルワールドデータが，単に中性脂肪低下薬としての
みならず，包括的な抗動脈硬化薬としての効果を，世界に先駆けて明らか
にしていく可能性がある。

文献

1) Grygiel-Górniak B: Peroxisome proliferator-activated receptors and their ligands: nutritional and clinical implications--a review. Nutr J 13: 17, 2014

2) Staels B et al: Activation of human aortic smooth-muscle cells is inhibited by PPARalpha but not by PPARgamma activators. Nature 393: 790-793, 1998

3) Zandbergen F, Plutzky J: PPARalpha in atherosclerosis and inflammation. Biochim Biophys Acta 1771: 972-982, 2007

4) Okopień B et al: Monocyte release of tumor necrosis factor-alpha and interleukin-1beta in primary type IIa and IIb dyslipidemic patients treated with statins or fibrates. J Cardiovasc Pharmacol 46: 377-386, 2005

5) Fruchart JC: Selective peroxisome proliferator-activated receptor α modulators (SPPARMα): the next generation of peroxisome proliferator-activated receptor α -agonists. Cardiovasc Diabetol 12: 82, 2013

6) Kitajima K et al: Newly developed PPAR-alpha agonist (R)-K-13675 inhibits the secretion of inflammatory markers without affecting cell proliferation or tube formation. Atherosclerosis 203: 75-81, 2009

7) Hennuyer N et al: The novel selective PPARα modulator (SPPARMα) pemafibrate improves dyslipidemia, enhances reverse cholesterol transport and decreases inflammation and atherosclerosis. Atherosclerosis 249: 200-208, 2016

8) Yamashita S et al: Effects of pemafibrate (K-877) on cholesterol efflux capacity and postprandial hyperlipidemia in patients with atherogenic dyslipidemia. J Clin Lipidol 12: 1267-1279.e4, 2018

topic 4) 血管炎症における PPAR α の関わり
SPPARM α による血管慢性炎症抑制のメカニズムと効果への期待

9) Yokote K et al: Long-Term Efficacy and Safety of Pemafibrate, a Novel Selective Peroxisome Proliferator-Activated Receptor-α Modulator (SPPARMα), in Dyslipidemic Patients with Renal Impairment. Int J Mol Sci 20: pii: E706, 2019

10) Quillard T, Libby P: Molecular imaging of atherosclerosis for improving diagnostic and therapeutic development. Circ Res 111: 231-244, 2012

11) Ridker PM et al: C-reactive protein levels and outcomes after statin therapy. N Engl J Med 352: 20-28, 2005

12) Ridker PM et al: Reduction in C-reactive protein and LDL cholesterol and cardiovascular event rates after initiation of rosuvastatin: a prospective study of the JUPITER trial. Lancet 373: 1175-1182, 2009

13) Ridker PM et al: Antiinflammatory Therapy with Canakinumab for Atherosclerotic Disease. N Engl J Med 377: 1119-1131, 2017

14) Ridker PM et al: Low-Dose Methotrexate for the Prevention of Atherosclerotic Events. N Engl J Med 380: 752-762, 2019

15) Grebe A et al: NLRP3 Inflammasome and the IL-1 Pathway in Atherosclerosis. Circ Res 122: 1722-1740, 2018

16) Pradhan AD et al: Rationale and design of the Pemafibrate to Reduce Cardiovascular Outcomes by Reducing Triglycerides in Patients with Diabetes (PROMINENT) study. Am Heart J 206: 80-93, 2018

17) Taguchi I et al: High-Dose Versus Low-Dose Pitavastatin in Japanese Patients With Stable Coronary Artery Disease (REAL-CAD): A Randomized Superiority Trial. Circulation 137: 1997-2009, 2018

18) Libby P: The forgotten majority: unfinished business in cardiovascular risk reduction. J Am Coll Cardiol 46: 1225-1228, 2005

19) Ishibashi S et al: Efficacy and safety of pemafibrate (K-877), a selective peroxisome proliferator-activated receptor α modulator, in patients with dyslipidemia: Results from a 24-week, randomized, double blind, active-controlled, phase 3 trial. J Clin Lipidol 12: 173-184, 2018

205

6 トピックス

topic 5) 褐色脂肪細胞および ベージュ脂肪細胞の分化・機能 制御におけるPPARαの関わり

大野 晴也

はじめに

　脂肪組織は，エネルギーを中性脂肪として貯め込む働きを持つ白色脂肪組織と，エネルギーを熱として散逸する褐色脂肪組織の2つに分類される。2つの組織は形態学的に大きく異なっており，白色脂肪細胞は単房性の大きな脂肪滴を形成しミトコンドリアに乏しい特徴を持つのに対して，褐色脂肪細胞は多房性の脂肪滴と豊富なミトコンドリアを持っている。褐色脂肪細胞はUCP1（uncoupling protein 1）というミトコンドリア内膜に存在する蛋白質を持ち，ミトコンドリア内外膜間のプロトン濃度勾配を解消させ，呼吸とATP産生を脱共役することで熱を産生している。

　褐色脂肪細胞はさらにその発生学的由来や組織学的特徴から，古典的褐色脂肪細胞（狭義の褐色脂肪細胞）とベージュ脂肪細胞の少なくとも2種類に分類される。どちらも多房性の脂肪滴を持ちミトコンドリアに富みUCP1などの熱産生に関わる蛋白を発現するなどの共通の特徴を持つが，その発生学的な違いに由来する遺伝子発現プロファイルや解剖学的位置は大きく異なっている（**表1**）。

褐色脂肪細胞の分化・発生 （図1）[1]

　いわゆる古典的褐色脂肪細胞は，マウスなどのげっ歯類における褐色脂肪組織の大部分を形成しており，主に肩甲骨間と腎周囲に存在している。古典的褐色脂肪細胞は，ヒトにおいては胎児の肩甲骨間に主に存在してい

topic 5）褐色脂肪細胞およびベージュ脂肪細胞の分化・機能制御における PPARα の関わり

表1　褐色脂肪細胞の分類

	白色脂肪細胞	古典的褐色脂肪細胞	ベージュ脂肪細胞
組織のH＆E染色 （マウス）			
形態学的特徴	単房性の脂肪滴	・多房性の脂肪滴 ・豊富なミトコンドリア	
ヒトにおける場所	腹部皮下，腹腔内	肩甲骨間（胎児のみ）， 深頸部，腎周囲	鎖骨上部，椎体傍部， 浅頸部，腋窩部
マウスにおける場所	鼠径部， 精巣上体部， 腸間膜	肩甲骨間，腋下， 腎周囲	白色脂肪組織中に誘導 される（特に鼠径部白 色脂肪組織など）
発生学的由来 （マウス）	*Myf5* (-)	*Myf5* (+), *Eng* (+), *Pax7* (+)	*Myf5* (-), *Myh11* (+), *Pdgfr-α* (+) *MyoD* (+) 由来もあり
高発現する遺伝子群 （他の脂肪組織と 比較して）	*Retn , Agt,* *Serpina3a*	*Ucp1, Pgc1a, Cidea, Dio2, Prdm16*	
		Zic1, Ebf3, Fbxo31, *Eva1, Lhx8*	*Cited1, Cd137,* *Tmem26, Tbx1, Epsti1*

白色脂肪細胞は単房性の脂肪滴を有し，主に中性脂肪を貯蔵し，エネルギー不足時に遊離脂肪酸を放出することでエネルギーの供給を行っている。一方で褐色脂肪細胞とベージュ脂肪細胞は発熱によりエネルギーを消費するという共通の機能を持つが，ベージュ脂肪細胞は白色脂肪組織中に様々な環境因子により誘導されるという特徴を持つ。　（カラー図譜参照）

るが，生涯にわたって褐色脂肪組織が維持されるげっ歯類と違い，ヒトの褐色脂肪組織は加齢とともに徐々に失われてしまう。

　褐色脂肪組織による非ふるえ熱産生は生直後の体温維持に必須であるため，褐色脂肪組織は胎児期にほぼ完全に形成されている。遺伝子工学的手法を用いた検討により，ほとんどすべての古典的褐色脂肪細胞は，前駆骨格筋細胞に存在する遺伝子である*Myf5*を発現する細胞から分化することが明らかとなっている。

　褐色脂肪細胞と骨格筋細胞とは発生学的に非常に近い特色を持つが，その運命決定を司る転写複合体として PRD1-BF-1-RIZ homologous domain-containing

207

6 トピックス

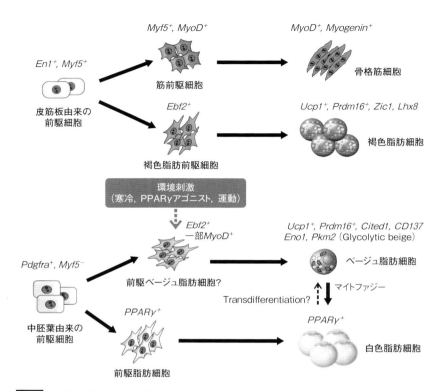

図1 古典的褐色脂肪細胞およびベージュ脂肪細胞の系譜
褐色脂肪細胞は骨格筋細胞と同じ *Myf5* を発現する前駆細胞より分化する。
ベージュ脂肪細胞は *Myf5* 陰性の，より白色脂肪細胞と起源を同じにする細胞から分化する。
（文献1より改変引用）

protein 16（PRDM16）・euchromatic histone-lysine N-methyltransferase 1（EHMT1）複合体の役割を報告した。EHMT1を褐色脂肪細胞で欠損させると，*Myogenin* などの骨格筋分化を促す遺伝子群のプロモーター領域にあるヒストンH3の9番目のリジン残基が脱メチル化されることで，骨格筋様の細胞に分化誘導された[2]。また，PRDM16とEHMT1はResistinのプロモーター領域に結合し，白色脂肪細胞特異的遺伝子群の発現を抑制することも報告されており，褐色脂肪細胞への分化決定に関するPRDM16・EHMT1複合体の

topic 5）褐色脂肪細胞およびベージュ脂肪細胞の分化・機能制御におけるPPARαの関わり

重要性が示唆される[3]。

　ヒト褐色脂肪細胞機能におけるPRDM16・EHMT1複合体の重要性を検討するため，我々は褐色細胞腫患者から摘出した腎周囲脂肪組織の特性検討を行った。褐色細胞腫は副腎髄質や傍神経節から発生する内分泌腫瘍であるが，患者は慢性的な高カテコラミン血症に曝されることとなり，褐色脂肪細胞が活性化しているモデルと捉えることもできる。実際に非機能腺腫の患者に比べ褐色細胞腫患者においては，腎周囲脂肪組織中に褐色脂肪細胞がより多く誘導されていた。この腎周囲に出現した褐色脂肪細胞は，ベージュ脂肪細胞よりは古典的褐色脂肪細胞の特徴を強く有していた。また，EHMT1およびPRDM16の発現レベルが，この褐色脂肪細胞の誘導と相関しており，ヒト褐色脂肪細胞の誘導および活性化においてもPRDM16・EHMT1複合体が大きな役割を果たしていることが推察された[4]。

　褐色脂肪細胞特異的なオープンクロマチン領域の解析から同定されたNFIA（nuclear factor I-A）は，褐色脂肪細胞への分化初期において褐色脂肪細胞関連遺伝子のエンハンサー領域に結合してPPARγのエンハンサー領域への結合を促進することで，褐色脂肪細胞への分化や機能制御を行っている[5]。前述の褐色細胞腫患者における腎周囲脂肪組織におけるNFIAの発現レベルは褐色脂肪特異的遺伝子群の発現と相関しており，ヒト褐色脂肪の分化誘導において，NFIAが重要な役割を果たしていることが示唆された。

ベージュ脂肪細胞の分化・機能 （図1）[1]

　ベージュ脂肪細胞は，成長したマウスが長期間寒冷環境下に曝されたり，β3アドレナリン受容体やPPARγアゴニスト[6]を長期間にわたり投与されたりすると，白色脂肪組織中に出現するUCP1陽性の熱産生細胞である。

　ベージュ脂肪細胞は，誘導刺激がなくなるとすぐにその熱産生能を失ってしまう。ベージュ脂肪細胞を単一細胞レベルで経過を観察すると，中間状態を経ることなく白色脂肪細胞様の単一な脂肪滴を持ち，さらに遺伝子発現パターンも白色脂肪細胞の特色を持つようになる。この白色脂肪細胞への転換はミトコンドリア分解（マイトファジー）に依存しており，この

209

マイトファジーを抑制することで，分化誘導の刺激がなくなった状態においてもベージュ脂肪細胞の機能を維持することが可能であった[7]。

最近では，ベージュ脂肪細胞に特異的なUCP1非依存的な熱産生経路も報告されている。クレアチン代謝経路がミトコンドリアでの呼吸能を制御しており，UCP1ノックアウトによりその経路が代償的に活性化することが示されている[8]。また，アドレナリン刺激により増加した筋小胞体からのカルシウムを再回収するsarco/endoplasmic reticulum Ca^{2+}-ATPase 2b（SERCA2b）により，ATP依存的な熱産生経路の存在も示されている[9]。

ベージュ脂肪細胞は単一の細胞群ではなく，ヘテロジニアスな細胞集団である可能性も提示されている。βアドレナリン受容体を欠失させたマウスの検討により，寒冷刺激によって誘導されるベージュ脂肪細胞の中でもMyoD陽性の前駆細胞から発生する細胞群の存在が明らかとなった。これらはENO1やPKM2といった解糖系の酵素を高発現しており，旧来考えられていたベージュ脂肪細胞よりは糖代謝に関わる機能的な差異も報告されている[10]。

ヒト鎖骨上部脂肪組織から採取した前駆脂肪細胞を単一クローンとして培養し細胞株を樹立し，その細胞を分化させて特徴を網羅的に検討した報告では，UCP1を高度に発現する細胞はよりベージュ脂肪細胞に近い表現型を示していたことより[11]，部位によって異なるもののヒト成人における褐色脂肪様細胞はベージュ脂肪細胞の特徴を持っていることが予想される。

ベージュ脂肪細胞の誘導や活性化と糖代謝との関係は主にマウスにおいて多数の報告を見るが，ヒト成人における褐色脂肪様組織の活性化によりインスリン感受性の改善を認めたとの報告もある。年齢，性，BMI，脂肪量が同一の集団において，5〜8時間の寒冷刺激を加えて全身のブドウ糖代謝を研究した報告では，褐色脂肪組織陽性のグループは褐色脂肪組織陰性のグループに比べてブドウ糖消費が多く，インスリン感受性が良好であった[12]。また，16人の過体重／肥満男性に慢性の寒冷刺激を与え高インスリン正常血糖クランプを行った報告では，褐色脂肪組織の量が全身の脂肪分解や遊離脂肪酸の酸化，そして脂肪組織におけるインスリン抵抗性と相関していることが報告されている[13]。

topic 5）褐色脂肪細胞およびベージュ脂肪細胞の分化・機能制御におけるPPARαの関わり

　ベージュ脂肪細胞の分化促進および機能制御により，従来考えられてきたUCP1依存的熱産生だけでなく，UCP1非依存的な熱産生亢進に伴うエネルギー消費の増加や，インスリン抵抗性の改善による糖尿病治療への応用も可能になるものと期待できる。

脂肪細胞の分化・機能制御におけるPPARαの関わり

　脂肪組織におけるペルオキシソーム増殖剤活性化受容体α（peroxisome proliferator-activated receptorα：PPARα）は白色脂肪組織に比べて褐色脂肪組織でより高発現しており，脂肪細胞分化過程においてPPARγよりもより後期にその発現が上昇してくることが知られている[14]。PPARαはPRDM16と結合してUcp1のエンハンサー領域（-2.5kb）に働きかけ，転写メディエーター複合体によるDNAの折りたたみを促進しUcp1の遺伝子発現を増加させる。さらに，PPARαは熱産生関連遺伝子を強力に誘導するPGC-1αのプロモーター領域（-2.0kb）に結合してPGC-1αの発現を調節したり，PRDM16そのものの遺伝子発現を増加させたりすることも報告されている[15]。また，PPARαは脂肪分化関連遺伝子であるaP2やβ酸化関連遺伝子であるCpt1bのプロモーター領域に結合し，それら遺伝子の発現を増加させている[16]。

　マウスモデルの検討においては，β3アドレナリン受容体アゴニストであるCL-316,243を投与すると，白色脂肪組織中にベージュ脂肪細胞が誘導されるが，PPARαノックアウトマウスではミトコンドリアの生合成誘導やβ酸化促進が認められなかったとの報告がある[17]。また，PPARαアゴニストであるフェノフィブラートを食事誘導性肥満モデルのマウスに5週間経口投与することで，体重増加の抑制とインスリン抵抗性の改善とともに，皮下脂肪中にベージュ脂肪細胞が誘導されたとの報告もある[18]

　さらに，脱メチル化酵素であるLsd1（Lysine-specific demethylase 1）のノックアウトマウスを検討した報告によると，Lsd1はPPARαの発現調節を介して加齢性のベージュ脂肪細胞の減少を阻害しており，PPARαが様々な世代におけるベージュ脂肪細胞の誘導に深く関わっていることが想定される[19]。

211

6 トピックス

　反対に，PPARαノックアウトマウスを使用した検討において，5℃に10日間飼育する寒冷刺激によるベージュ脂肪細胞の誘導にはPPARαの有無が関与していなかったとの報告もある[20]。また，マウス大腿部の白色脂肪組織中には，常温状態でもベージュ脂肪細胞が存在しており，この自然状態のベージュ脂肪細胞はPPARαを必要としないとの報告もある[21]。5℃という厳しい寒冷刺激下や自然状態のベージュ脂肪細胞の誘導・発生には，PPARαを介さない経路が存在することも示唆される。

　最近上市されたペマフィブラートは，選択的PPARαモジュレーター（selective PPARα modulator: SPPARMα）とも呼ばれ，PPARαに結合した後，リガンド特異的なPPARαの立体構造変化をもたらし，様々な遺伝子群の発現を選択的に調節する。また，PPARγなど別のサブタイプへの活性化に対して2,000倍以上の選択性を有することも大きな特徴である。高脂肪食を負荷したマウスにペマフィブラートを12週間投与した報告では，血清中性脂肪の改善のみならず，体重増加の抑制やインスリン抵抗性の改善が認められた。さらに，鼠径部白色脂肪組織中のβ酸化関連遺伝子や*Ucp1*や*Cidea*といった熱産生関連遺伝子の増加も認められていた。血中へのFGF21増加がその機序の一因と想定されている様々な代謝改善効果が期待される[22]。

おわりに

　褐色脂肪組織やベージュ脂肪組織の誘導および活性化により，熱産生能の増加のみならず様々な生理活性物質の変化に伴うインスリン抵抗性の改善も認められることから，糖尿病治療への応用も期待される。β3アゴニストやPPARγアゴニストはベージュ脂肪細胞を強力に誘導させることができるが，長期使用によりそれぞれ血圧上昇に伴う心機能への負荷や骨粗鬆症や膀胱がんなどの副作用も懸念される。その点，SPPARMαであるペマフィブラートはPPARγ作用を極力抑えたPPARα特異的な作用を発揮する目的で作られた薬剤であり，PPARγ作用に伴う副作用からの脱却のみならず，リガンド特異的なPPARαの立体構造変化に伴う肝臓や脂肪組織における特異的な遺伝子発現による新たな側面への効果発現も期待できる。今後の使用経験により，褐色脂肪細胞やベージュ脂肪細胞の機能制御を介した全身

topic 5) 褐色脂肪細胞およびベージュ脂肪細胞の分化・機能制御における PPARα の関わり

の脂質や糖代謝に与える影響についての新たな知見の蓄積が望まれる。

文 献

1) Ikeda K et al: The Common and Distinct Features of Brown and Beige Adipocytes. Trends Endocrinol Metab 29: 191-200, 2018

2) Ohno H et al: EHMT1 controls brown adipose cell fate and thermogenesis through the PRDM16 complex. Nature 504: 163-167, 2013

3) Harms MJ et al: Prdm16 is required for the maintenance of brown adipocyte identity and function in adult mice. Cell Metab 19: 593-604, 2014

4) Nagano G et al: Activation of classical brown adipocytes in the adult human perirenal depot is highly correlated with PRDM16-EHMT1 complex expression. PLoS One 10: e0122584, 2015

5) Hiraike Y et al: NFIA co-localizes with PPARγ and transcriptionally controls the brown fat gene program. Nat Cell Biol 19: 1081-1092, 2017

6) Ohno H et al: PPARγ agonists induce a white-to-brown fat conversion through stabilization of PRDM16 protein. Cell Metab 15: 395-404, 2012

7) Altshuler-Keylin S, Kajimura S: Mitochondrial homeostasis in adipose tissue remodeling. Sci Signal 10: eaai9248, 2017

8) Kazak L et al: A creatine-driven substrate cycle enhances energy expenditure and thermogenesis in beige fat. Cell 163: 643-655, 2015

9) Ikeda K et al: UCP1-independent signaling involving SERCA2b-mediated calcium cycling regulates beige fat thermogenesis and systemic glucose homeostasis. Nat Med 23: 1454-1465, 2017

10) Chen Y et al: Thermal stress induces glycolytic beige fat formation via a myogenic state. Nature 565: 180-185, 2019

11) Shinoda K et al: Genetic and functional characterization of clonally derived adult human brown adipocytes. Nat Med 21: 389-394, 2015

12) Chondronikola M et al: Brown Adipose Tissue Activation Is Linked to Distinct Systemic Effects on Lipid Metabolism in Humans. Cell Metab 23: 1200-1206, 2016

13) Chondronikola M et al: Brown adipose tissue improves whole-body glucose homeostasis and insulin sensitivity in humans. Diabetes 63: 4089-4099, 2014

14) Valmaseda A et al: Opposite regulation of PPAR-α and -γ gene expression by both their ligands and retinoic acid in brown adipocytes. Mol Cell Endocrinol 154: 101-109, 1999

15) Hondares E et al: Peroxisome proliferator-activated receptor α (PPARα) induces PPARγ coactivator 1α (PGC-1α) gene expression and contributes to thermogenic activation of brown fat: involvement of PRDM16. J Biol Chem 286: 43112-43122, 2011

16) Goto T et al: Activation of peroxisome proliferator-activated receptor-alpha stimulates both differentiation and fatty acid oxidation in adipocytes. J Lipid Res 52: 873-884, 2011

17) Li P et al: Metabolic and cellular plasticity in white adipose tissue II: role of peroxisome proliferator-activated receptor-alpha. Am J Physiol Endocrinol Metab 289: E617-E626, 2005

213

18) Rachid TL et al: Fenofibrate (PPARalpha agonist) induces beige cell formation in subcutaneous white adipose tissue from diet-induced male obese mice. Mol Cell Endocrinol 402: 86-94, 2015

19) Duteil D et al: Lsd1 prevents age-programed loss of beige adipocytes. Proc Natl Acad Sci U S A 114: 5265-5270, 2017

20) Defour M et al: The Peroxisome Proliferator-Activated Receptor α is dispensable for cold-induced adipose tissue browning in mice. Mol Metab 10: 39-54, 2018

21) Chan M et al: Identification of a natural beige adipose depot in mice. J Biol Chem 294: 6751-6761, 2019

22) Araki M et al: The Peroxisome Proliferator-Activated Receptor α (PPARα) Agonist Pemafibrate Protects against Diet-Induced Obesity in Mice. Int J Mol Sci 19: pii: E2148, 2018

7 SPPARMαの展望—まとめに代えて

SPPARMαの展望—まとめに代えて

山下 静也

　各章において述べられてきたように，ペマフィブラート（Pemafibrate）は従来のフィブラート系薬とは異なった斬新なコンセプトのもとに開発された世界初のSPPARMαである。ペマフィブラートはこれまで長きにわたって世界中で使用されてきた既存のフィブラート系薬に比べて，ベネフィットリスクバランスに優れ，相互作用の観点からスタチンとの併用も可能であるとともに，既存のフィブラート系薬を投与しにくかった腎機能低下の症例にも適用しやすい薬剤である。

　ペマフィブラートは新たな治療選択肢として脂質異常症治療に貢献するのみならず，今後はnonalcoholic fatty liver disease（NAFLD）やnonalcoholic steatohepatitis（NASH），原発性胆汁性胆管炎（primary biliary cholangitis: PBC），糖尿病性細小血管合併症などに対しても，薬剤としての応用が期待される。さらに，心血管（CV）イベント抑制効果の有無を検証するため，ペマフィブラートを用いた大規模臨床試験であるPROMINENT研究[1] が世界的にも進行中であり，今後の成果が大いに期待される。

　本書の結びとして，ペマフィブラートに関して検討中の課題に加えて，今後の展望について述べたい。

可能性のあるペマフィブラートのnon-lipid effects

1. 糖代謝への効果

　2型糖尿病合併脂質異常症患者を対象とした長期投与試験において，ペ

7 SPPARMαの展望―まとめに代えて

マフィブラートの投与により，プラセボに比べ空腹時血糖ならびに空腹時インスリンの低下が認められた[2]。また，グルコースクランプ法を用いて肝臓あるいは末梢のインスリン抵抗性にペマフィブラートが与える影響を検討した臨床試験[3]において，ペマフィブラートは肝臓の糖取り込み率を有意に増加させ，インスリン抵抗性を改善させることが確認された。さらに，diet-induced obesity マウス（DIOマウス）において，ペマフィブラートは血清TG値を低下させることに加えて，high-fat diet（HFD）誘発性の体重増加を抑制し，血漿グルコース・インスリンレベルを低下させ，血漿FGF21濃度を増加させ，さらに，熱産生と脂肪酸酸化に関連する遺伝子発現を促進したことから，肥満誘発性の代謝異常の改善効果が期待された[4]。

2. 脂肪肝，原発性胆汁性胆管炎への効果

PPARα欠損マウスでは重症の脂肪肝，脂肪肝炎を発症すること[5]やNASH患者では肝臓でのPPARαの発現レベルが低下していること[6]が報告されており，PPARαアゴニストがNAFLDの薬物治療として注目されてきた。しかし，フィブラート系薬は動物実験ではNAFLDへの有用性の報告[7-9]があるものの，実臨床におけるその有用性は従来明らかではない。その理由の一つに，フィブラート系薬の副作用の肝機能障害や腎機能検査値の悪化等が，フィブラート系薬の有効性を相殺した可能性がある。このような既存のフィブラート系薬の弱点を克服するために提唱されたSPPARMαであるペマフィブラートは，NASH/NAFLD治療へ期待が持てる薬剤である。

ペマフィブラートはいくつかのげっ歯類のNASH/NAFLDモデルにおいて，脂肪肝，炎症・バルーニング・線維化の抑制など，肝臓の組織学的所見の改善効果が確認されている[10-11]。ペマフィブラートは肝臓への脂質流入や肝臓からの脂質排出を司る遺伝子群，ならびにβ酸化を司る遺伝子群を調節することで肝臓での脂質代謝を改善させるとともに，UCP3（uncoupling protein 3）遺伝子の発現を上昇させてエネルギー代謝を改善させることで，NAFLD病態に寄与すると考えられる。一方，臨床においては，ペマフィブラートの投与により，ALT，γ-GT，alkaline phosphatase（ALP），T-bilirubinの低下が確認され，その低下はベースライン時に基準値を超えている患者に

おいて，より顕著であった[12]。これらの結果から，ペマフィブラートが脂肪肝，NASH/NAFLDあるいは原発性胆汁性胆管炎（PBC）に対しても有効性を有する可能性が推定される。

　現在，NAFLD患者に対するペマフィブラートの治療効果を評価するPhase 2試験が日本で進行中である（ClinicalTrials.gov Identifier: NCT03350165）。また，ペマフィブラートのPBC患者における薬物動態試験も実施されている（JapicCTI-173728）。

粥状動脈硬化に及ぼすペマフィブラートの効果

1. 動物実験での抗動脈硬化作用の検証

　ペマフィブラートによる脂質異常症治療の主要な目的は，高トリグリセライド（TG）血症，高レムナント血症，低HDLコレステロール（HDL-C）血症の改善によるCVイベント抑制である。ペマフィブラートの抗動脈硬化作用がこれまでにいくつか報告されている。

　高脂肪・高コレステロール食（Western Diet）で飼育したヒトアポE2ノックイン（KI）マウスにおいて，ペマフィブラート投与により，血漿総コレステロール低下，non-HDL-C低下，TG低下，HDL-C増加を認めた。さらに，小腸アポB mRNA発現抑制，肝臓アポC-Ⅲ mRNA発現の抑制効果等の点で，ペマフィブラート0.1mg/kgはフェノフィブラート250mg/kgと同等以上の優れた効果を示した。動脈硬化病巣面積は，1mg/kgのペマフィブラートで250mg/kgのフェノフィブラートよりも強く抑制された。また，病変部の接着分子VCAM1，マクロファージ（F4/80），IL-6のmRNA発現も有意に抑制され，抗炎症作用が認められた[13]。

　LDL受容体欠損マウスにおいてペマフィブラートを投与した結果，肝臓のアポC-Ⅲ mRNAの低下が認められ，血管障害を起こした場合，新生内膜の減少やマクロファージ集積の抑制が認められた。その機序は単球におけるCD64陽性細胞の抑制，マクロファージにおけるIFNγ刺激下でのM1分極（TNFα，IL-1β，IL-6等）の抑制，IFNγ刺激下で低下するNcoR1，2 （co-repressor of pro-inflammatory cytokines）の増加などが考えられた[14-15]。

さらに，高脂肪・高コレステロール食を負荷したLDL受容体欠損マウスにおいて，ペマフィブラートの投与により大動脈洞における脂質沈着面積が著明に減少した。このとき，フェノフィブラートの抗動脈硬化作用は認められなかった。さらに，MOMA-2陽性面積がコントロールに比べ33%低下したことから，マクロファージのプラークへの浸潤抑制も示唆されている[16]。

正脂血症の冠動脈ステントブタモデルにおいて，ペマフィブラート30mg/日を35日間投与し，7日目にステントを留置し，その後28日間観察を行った結果，コントロール群に比べペマフィブラート群で新生内膜容積が26.3%有意に減少し，ペマフィブラートはステント留置による炎症細胞の集積を抑制した[17]。

さらに，LDL受容体欠損ブタモデルにおいて，ペマフィブラート投与開始から2週間後にバルーン障害を起こし，その8週間後にプラークに対するマクロファージの比率を測定した結果，ペマフィブラート群でコントロール群に比べ有意に低かった。また，C-Jun，NFκB，MMP9のmRNAは，ペマフィブラート群で有意に低かった[18]。

以上のことから，ペマフィブラートはフェノフィブラートに比べて強い抗動脈硬化作用を持つことが示唆された。

フィブラート系薬はPPARαの活性化を介し，フィブリノーゲンの発現を抑制するため，フィブリノーゲンレベルの低下はフィブラート系薬共通の作用である[19]。ベザフィブラートの大規模臨床試験であるBIP試験の結果から，フィブリノーゲンは総死亡率の予測因子と報告されており[20]，フィブラートによるイベント抑制効果のメカニズムの一つとして，フィブリノーゲンレベルの低下が示唆される。ペマフィブラートはフェノフィブラートに優るフィブリノーゲンの低下作用が確認されている[21]。

2. 臨床試験による抗動脈硬化作用の検証

ヒトにおけるペマフィブラートのCVイベント抑制効果を実証するための大規模臨床試験であるPROMINENT（Pemafibrate to Reduce cardiovascular OutcoMes by reducing triglycerides IN diabetic patiENTs）試験[1]が，日本，

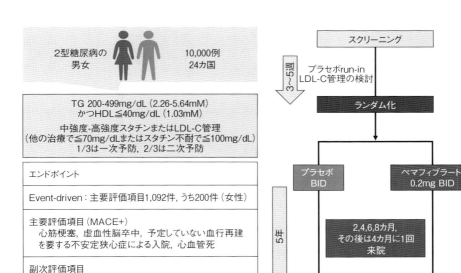

図1 PROMINENT 試験の概要

(文献1より引用)

米国，英国，ロシア等を含む全世界24ヵ国で進行中である。

PROMINENT試験では，スタチン投与を含む薬剤による，LDLコレステロール(LDL-C)のコントロール下の高TG血症/低HDL-C血症を合併した2型糖尿病患者を対象に，10,000症例の登録を目標として進行中である(ClinicalTrials.gov Identifier: NCT03071692)。PROMINENT試験の概要を図1に示した。世界初のSPPARMαの抗動脈硬化作用を示す試験として，今後の結果が大いに期待される。

ペマフィブラートへの今後の期待

フィブラート系薬は糖尿病の細小血管障害に対して有効であることが，これまでのいくつかの大規模臨床試験で示されている[22]。2型糖尿病患者に

おいて，フェノフィブラートを投与したFIELD試験では，糖尿病網膜症に対する光凝固術の実施数の減少や，微量アルブミン尿の軽快等，糖尿病網膜症や糖尿病腎症に対する有用性を示す結果が得られている[23,24]。*db/db*マウスにおいて，ペマフィブラートは腎のジアシルグリセロール含量減少によりPKCの活性抑制に伴うNOX4発現を低下させ，酸化ストレスによる腎障害を抑制することが報告されており[25]，ペマフィブラートの抗炎症・抗酸化作用や糖尿病性細小血管合併症への好影響が期待される。上述のPROMINENT試験[1]では，サブスタディとしてペマフィブラートによる網膜症の進展抑制効果を評価するPROMINENT-Eye Ancillary Study（ClinicalTrials.gov Identifier: NCT03345901）も進行中であり，ペマフィブラートの糖尿病性細小血管障害に対する効果の有無が明らかになることが期待される。

血清TG値が1,000mg/dLを超えると，急性膵炎のリスクが高まることが知られている。TG値が1,000mg/dLを超えるような患者に対しては，ペマフィブラートは開発治験時にそのような患者への使用経験がほとんどない。現在，重症高TG血症を対象とした臨床試験が欧米で2つ進行中である（ClinicalTrials.gov Identifier: NCT03011450, NCT03001817）。欧米に比して脂肪摂取量の少ない本邦での，このような重症高TG血症患者における有効性の有無の検証も今後は必要であろう。

● 文 献

1) Pradhan AD et al: Rationale and design of the Pemafibrate to Reduce Cardiovascular Outcomes by Reducing Triglycerides in Patients with Diabetes (PROMINENT) study. Am Heart J 206: 80-93, 2018
2) Araki E et al: Effects of Pemafibrate, a Novel Selective PPARalpha Modulator, on Lipid and Glucose Metabolism in Patients With Type 2 Diabetes and Hypertriglyceridemia: A Randomized, Double-Blind, Placebo-Controlled, Phase 3 Trial. Diabetes Care 41: 538-546, 2018
3) Matsuba I et al: Effects of a novel selective peroxisome proliferator-activated receptor-alpha modulator, pemafibrate, on hepatic and peripheral glucose uptake in patients with hypertriglyceridemia and insulin resistance. J Diabetes Investig 9: 1323-1332, 2018

SPPARMαの展望―まとめに代えて

4) Araki M et al: The Peroxisome Proliferator-Activated Receptor alpha (PPARalpha) Agonist Pemafibrate Protects against Diet-Induced Obesity in Mice. Int J Mol Sci 19: pii: E2148, 2018

5) Ip E et al: Central role of PPARalpha-dependent hepatic lipid turnover in dietary steatohepatitis in mice. Hepatology 38: 123-132, 2003

6) Fujita K et al: Dysfunctional very-low-density lipoprotein synthesis and release is a key factor in nonalcoholic steatohepatitis pathogenesis. Hepatology 50: 772-780, 2009

7) Ip E et al: Administration of the potent PPARalpha agonist, Wy-14,643, reverses nutritional fibrosis and steatohepatitis in mice. Hepatology 39: 1286-1296, 2004

8) Shiri-Sverdlov R et al: Early diet-induced non-alcoholic steatohepatitis in APOE2 knock-in mice and its prevention by fibrates. J Hepatol 44: 732-741, 2006

9) Larter CZ et al: Peroxisome proliferator-activated receptor-alpha agonist, Wy 14,643, improves metabolic indices, steatosis and ballooning in diabetic mice with non-alcoholic steatohepatitis. J Gastroenterol Hepatol 27: 341-350, 2012

10) Takei K et al: Selective peroxisome proliferator-activated receptor-alpha modulator K-877 efficiently activates the peroxisome proliferator-activated receptor-alpha pathway and improves lipid metabolism in mice. J Diabetes Investig 8: 446-452, 2017

11) Honda Y et al: Pemafibrate, a novel selective peroxisome proliferator-activated receptor alpha modulator, improves the pathogenesis in a rodent model of nonalcoholic steatohepatitis. Sci Rep 7: 42477, 2017

12) Yokote K et al: A pooled analysis of pemafibrate phase II/III clinical trials indicated significant improvement in glycemic and liver function-related parameters. Atherosclerosis Supplements 32: 154-155, 2018 [ISA2018 Abstract]

13) Hennuyer N et al: The novel selective PPARalpha modulator (SPPARMalpha) pemafibrate improves dyslipidemia, enhances reverse cholesterol transport and decreases inflammation and atherosclerosis. Atherosclerosis 249: 200-208, 2016

14) Iwata H et al: The novel PPAR α selective agonist K-877 suppresses pro-inflammatory pathways and experimental arterial lesion formation. Circ Res 115: e90, 2014 [AHA2014 Abstract]

15) Iwata H et al: Selective PPAR alpha agonist, K-877 suppresses macrophage activation and experimental arterial lesion formation. Eur Heart J 36: 440, 2015 [ESC2015 Abstract]

16) Takizawa T et al: Pharmacological effects of K-877, a potent and selective PPAR alpha modulator (SPPARM alpha)-Controlling the plasma HDL-C and triglycerides, and prevention of atherosclerosis in experimental animals. Eur Heart J 36: 257-258, 2015 [ESC2015 Abstract]

17) Iwata H et al: A highly selective PPARα agonist K-877 suppresses neointima formation following coronary stenting in swine. J Am Coll Cardiol 67: 156, 2016 [ACC2016 Abstract]

18) Konishi H et al: Abstract 15623: Effect of pemafibrate (K-877), a novel selective peroxisome proliferator-activated receptorα modulator (SPPARMα), in atherosclerosis model using low density lipoprotein receptor knock-out swine with balloon injury. Circulation 136: A15623, 2017 [AHA2017 Abstract]

221

7 SPPARMαの展望―まとめに代えて

19) Kockx M et al: Fibrates suppress fibrinogen gene expression in rodents via activation of the peroxisome proliferator-activated receptor-alpha. Blood 93: 2991-2998, 1999

20) Benderly M et al: Fibrinogen is a predictor of mortality in coronary heart disease patients. The Bezafibrate Infarction Prevention (BIP) Study Group. Arterioscler Thromb Vasc Biol 16: 351-356, 1996

21) Ishibashi S et al: Effects of K-877, a novel selective PPARalpha modulator (SPPARMalpha), in dyslipidaemic patients: A randomized, double blind, active- and placebo-controlled, phase 2 trial. Atherosclerosis 249: 36-43, 2016

22) Hiukka A et al: PPARalpha: an emerging therapeutic target in diabetic microvascular damage. Nat Rev Endocrinol 6: 454-463, 2010

23) Keech A et al: Effects of long-term fenofibrate therapy on cardiovascular events in 9795 people with type 2 diabetes mellitus (the FIELD study): randomised controlled trial. Lancet 366: 1849-1861, 2005

24) Keech AC et al: Effect of fenofibrate on the need for laser treatment for diabetic retinopathy (FIELD study): a randomised controlled trial. Lancet 370: 1687-1697, 2007

25) Maki T et al: Renoprotective effect of a novel selective PPARalpha modulator K-877 in db/db mice: A role of diacylglycerol-protein kinase C-NAD(P)H oxidase pathway. Metabolism 71: 33-45, 2017

索引

【数字・欧文】

2型糖尿病······144, 150, 164
　--合併例······148
　--*db/db*マウス······122
ABCA1······45
ACCORD-Lipid試験······89, 102, 142, 165
AF-2界面······59
beneficial action······19
BIP試験······164
CANTOS試験······203
CDP試験······163
CETP······77
　--欠損症······193
CIRCS研究······180
CIRT試験······203
Caerphilly and Speedwell Collaborative
　Heart Disease Studies······180
Copenhagen City Heart Study······185
ENPEP······47
FACI······158
FGF21······45, 84, 144, 157
FIELD試験······106, 142, 164
HDL······76
　--機能改善作用······81
HDLコレステロール
　--上昇希少変異······193
　--増加作用······79
　--引き抜き能······78, 82
HHS試験······163
HMGCS2······43, 46

induced fit concept······58
LDL Window······72
LDLコレステロール上昇傾向······117
LDL（粒子）サイズ······70, 71
LDL粒子数······72
LPL······46
MBL2······47
NAFLD······129
NASH······40, 128, 157
　--治療効果······132
　--病態······129
NFIA······209
non-lipid effects······215
Npc1l1······24
PBC······217
PDK4······43
PGC-1α······51
PPAR······18, 31, 52
PPARα······139, 198, 211
　--アゴニスト（活性化剤）······66, 141
　--選択性······19
PPARα/PGC-1α複合体活性化······57
PRDM16・EHMT1複合体······208
PROMINENT試験······39, 145, 171, 218
　--意義······171
　--概要······173
RCT······162
residual risk······33, 204
RLP-C······69, 186
SGLT2阻害薬併用······40

small dense LDL ································· 70, 74	肝機能 ······································· 23
SPPARMα ···················· 17, 42, 52, 200	--改善 ····································· 37
--概念 ······························· 103, 144	--障害患者 ·································114
--治療のポテンシャル ····················· 144	肝障害 ······································ 102
TG ·· 71	冠動脈疾患 ····················179, 194, 195
TGリッチリポ蛋白 ······················· 186	希少変異 ··································· 195
--コレステロール ····················· 70	筋障害 ······································ 108
TRL-C ······································ 70	空腹時高TG血症 ························· 184
VA-HIT試験 ······························ 164	クラリスロマイシン ····················· 116
Val306 ······································ 57	クロピドグレル ························· 116
VLDLR ······································ 45	クロフィブラート ····················· 163
VLDL代謝 ·································· 66	血管炎症 ··································· 198
Western Collaborative Group Study ······ 180	--抑制効果 ······························200
Y字型 (Y-shape) 構造 ·············· 51, 55, 220	血管内皮 ··································· 198
	結合モデル ·····························56, 58
	結合様式 ·································· 54
	ゲムフィブロジル ·········18, 26, 163, 164
【あ】	原発性胆汁性胆管炎 ····················· 216
アルツハイマー病 ························· 158	抗炎症作用 ··································202
異所性脂肪蓄積 ··························· 139	高中性脂肪血症 ························· 179
遺伝子多型 ······························· 192	抗動脈硬化作用 ························· 217
遺伝子発現解析 ···························· 42	高トリグリセライド (TG) 血症
インスリン抵抗性 ················· 66, 150, 153	··························65, 150, 153, 156
エクソームアレイ ······················· 196	高頻度遺伝子多型················· 194
炎症関連マーカー ························· 201	高齢者 ······································ 156
横紋筋融解症 ·················18, 26, 88, 108	コレステロールエステル転送蛋白 ················77
	コレステロール逆転送系 ···························76
【か】	
家族性高コレステロール血症 (FH) ··············99	**【さ】**
褐色脂肪細胞 ·····························206	作用メカニズム ································· 51
--分化・発生 ·························206	

索 引

残余リスク ……………………… 145, 163, 204

シクロスポリン …………………………… 116

ジゴキシン ………………………………… 116

脂質異常症治療薬の特性と副作用 …… 21, 98

脂質異常症の診断基準・管理基準 ……… 92

脂質代謝 …………………………………… 23

　--制御 …………………………………… 43

脂肪肝 …………………………… 157, 216

脂肪細胞 ………………………………… 206

脂肪酸酸化 ……………………………… 140

　--制御 ……………………………… 43, 47

脂肪毒性 ………………………… 139, 141

粥状動脈硬化 …………………………… 217

症例除外基準 …………………… 176, 177

症例選択基準 …………………………… 175

食後高脂血症 …………………… 184, 188

食後高TG血症 ………………………… 185

食後中性脂肪血症 ……………………… 184

食事療法 ………………………………… 188

腎機能 ……………………………………… 22

　--障害合併例 ………………………… 158

　--障害患者 …………………………… 114

　--低下例 …………………………… 26, 119

腎障害 …………………………………… 106

腎保護効果 ……………………………… 122

吹田スコア ………………………………… 92

スタチンとの併用
　………… 25, 86, 108, 117, 122, 142, 149, 165

セリバスタチン …………………………… 26

線維芽細胞増殖因子（FGF）21 ………… 84

選択的PPARαモジュレーター ……… 16, 33, 52

相互作用 ………………………………… 115

【た】

大規模臨床試験 ………………………… 18

胆石症 …………………………………… 109

中性脂肪 ………………………………… 179

長期使用 ………………………………… 126

低HDL-C血症 …………………………… 76

転写活性化作用 ………………………… 34

糖代謝への効果 ………………………… 215

糖尿病患者の脂質管理 ………………… 149

動脈硬化 ………………………………… 157

　--予防 ………………………………… 202

動脈硬化性疾患予防ガイドライン2017 …… 94

トリグリセライド ……………………… 192

【な・は】

認知機能 ………………………………… 158

パルモディア® …………………………… 31

非アルコール性脂肪肝炎 ……………… 128

非アルコール性脂肪性肝疾患 ………… 129

非空腹時中性脂肪値 …………………… 181

非空腹時TG値 ………………………… 185

肥満 ……………………………… 138, 157

　--改善効果 …………………………… 54

フィブラート系薬 ………………… 17, 67

　--small dense LDLに及ぼす影響 …… 71

　--レムナントに及ぼす影響 ………… 70

フェノフィブラート ……… 18, 53, 113, 142, 164

副作用 …………………………… 102, 152	メタボリックシンドローム ………138, 141, 157
服薬管理 ………………………………… 160	メンデルランダム化解析（研究）
フルコナゾール ………………………… 116	…………………………… 166, 182, 192
ベージュ脂肪細胞 ……………………… 206	薬物相互作用 …………………………… 115
--分化・機能 ………………………… 209	薬物動態 ………………………………… 111
ベザフィブラート ………18, 71, 113, 142, 164	薬物療法 ………………………………… 96
ペマフィブラート	有害事象 ………………………………… 152
⋯17, 20, 33, 42, 74, 79, 88, 132, 143, 212	
--位置付け ………………………… 100	【ら・わ】
--効果 ……………………………… 150	リスク評価 ……………………………… 91
--構造 …………………………43, 54	リファンピシン ………………………… 116
--生理機能 ………………………… 53	リポ蛋白
--非臨床試験 ……………………… 61	--代謝異常 ………………………… 185
--副作用 …………………… 102, 152	--コレステロールの分布 ………… 69
--薬物相互作用 …………………… 115	リポトキシシティ ……………………… 139
--薬物動態 ………………………… 111	レムナント（リポ蛋白）………………… 68
--臨床試験 ………………………… 62	--コレステロール ………………… 68
--臨床成績 ………………………… 22	--動脈硬化惹起性 ………………… 186
--有害事象 ………………………… 152	--評価 ……………………………… 186
	レムナント様リポ蛋白-C ………………… 69
【ま・や】	ワルファリン …………………………… 116
マイトファジー ………………………… 209	
マクロファージ ……………………83, 198	
慢性炎症 ………………………………… 157	

226

選択的PPARαモジュレーター

スパームアルファ
SPPARMαへの期待

新しい脂質改善薬の位置付けと役割

2019 年 6 月 10 日　初版第 1 刷発行

編　集　山下静也
　　　　やましたしずや

発行人　宮定久男

発行所　有限会社フジメディカル出版
　　　　大阪市北区同心 2-4-17 サンワビル 〒 530-0035
　　　　TEL 06-6351-0899 / FAX 06-6242-4480
　　　　http://www.fuji-medical.jp

印刷所　奥村印刷株式会社

ⒸShizuya Yamashita, printed in Japan 2019
ISBN978-4-86270-172-5

＊ JCOPY ＜㈳出版者著作権管理機構＞
　　本書の無断複製は著作権法上の例外を除き禁じられています。
　　複製される場合は，その都度事前に，㈳出版者著作権管理機構
　　（電話 03-3513-6969，FAX 03-3513-6979，E-mail：info@jcopy.or.jp）
　　の許諾を得てください。
＊乱丁・落丁本はお取り替えいたします。
＊定価は表紙カバーに表示してあります。